HEALTHY EATING

食品安全出版工程
Food Safety Series

营养师帮你
"挑"食

吴希素 主编

U0247473

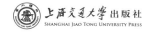

上海交通大学 出版社
SHANGHAI JIAO TONG UNIVERSITY PRESS

内容提要

随着社会的发展、物质的丰富、食品工业与餐饮业的链条式增长,如何平衡好美味的诱惑和健康长寿变得越来越有挑战性。本书以科学研究为依据,结合营养师的经验,从多角度帮你挑选日常平衡膳食餐饮,帮你挑选预防慢性疾病的健康食物,更会带您辨别一些常见的饮食与减肥的误区,教您如何从日常生活中吃得幸福、吃得享"瘦"!

图书在版编目(CIP)数据

营养师帮你"挑"食/吴希素主编. —上海:上
海交通大学出版社,2021
ISBN 978-7-313-23578-7

Ⅰ.①营… Ⅱ.①吴… Ⅲ.①饮食营养学 Ⅳ.
①R155.1

中国版本图书馆CIP数据核字(2020)第139318号

营养师帮你"挑"食
YINGYANGSHI BANGNI "TIAO" SHI

主　　编:吴希素
出版发行:上海交通大学出版社　　　　　　地　　址:上海市番禺路951号
邮政编码:200030　　　　　　　　　　　　电　　话:021-64071208
印　　制:常熟市文化印刷有限公司　　　　　经　　销:全国新华书店
开　　本:880mm×1230mm　1/32　　　　　印　　张:8.125
字　　数:173千字
版　　次:2021年1月第1版　　　　　　　　印　　次:2021年1月第1次印刷
书　　号:ISBN 978-7-313-23578-7
定　　价:49.80元

本书编委会

主　编

吴希素

编写秘书

陈依琳

编写人员

吴希素　陈依琳　刘　恋　柯舜纯

陈欣娌　李漫华　莫卓嘉　黎颖轩

郑碧琦　邓月菁　上野绫彩

序 一

　　俗语说：病从口入。食物是维持人体生命的必需物质，但饮食不当又会影响健康。我们不禁要思考，如何在追求食物色香味美的同时，达到营养健康的要求？为了解答这些问题，自2013年起，经李亚宁先生牵线搭桥，上海交通大学陆伯勋食品安全研究中心特邀美国注册营养师吴希素女士，在中心网站开设"营养专栏"，将她本人及团队多年积累的饮食营养与健康素材和临床经验，总结成科普文章刊出。聚沙成塔，集腋成裘，至今已发表文章110余篇。2019年中心和吴希素女士决定将该专栏的文章整理出版，于是便有了《营养师帮你"挑"食》一书，该书也是陆伯勋中心"食品安全出版工程"的第一本科普读物。

　　本书极力倡导科学合理膳食，均衡营养，主要分为四个部分：我今天该吃什么？怎么吃可以享"瘦"？怎么吃可以健康长寿？营养师教你怎样DIY健康享"瘦"美食？结合最新的科学报道以及作者的临床经验，简洁明了地向读者介绍每天摄取的食物将如何影响健康，通过合理搭配饮食，还教读者在不同的身体状况下怎么搭配吃才合适。书中还提供了一些健康食谱，简单易做。希望读者阅读此书得到启发，吃得健康，吃得享"瘦"，吃得快乐，吃得幸福。

在此，我谨代表上海交通大学陆伯勋食品安全研究中心向吴希素女士及其团队、中心理事李亚宁先生，以及上海交通大学出版社表示衷心的感谢。

周　培

序 二
"食货"的忏悔

我是一位"食货",积五六十年经验的"食货"。"食货"就是极之馋嘴的代号。我今年七十九岁,直到今天,我至死不渝,不负"食货"称号。

广州云吞面,上海螃蟹年糕,北京大卤面,潮州白切鹅肝,汕头温体牛肉,也不用亲尝,只提其名,忆其味,口腔唾液满溢,鼻子仿佛闻到云吞面虾汤鲜味(加上虾子更是香气渗透肺腑),大卤面的浓冽汤汁(铺满蛋花),白切鹅肝的油香(什么也不要加)……

世间美食如此丰盛,偏偏我家有位营养师,她专业替三高人士控制饮食,为爱美人士减肥,她姓吴名希素,本书作者,我的女儿。真是前世修来避无可避,此后数十年间,我与她,在放任与节制之间,无数的战争进行不止,直到有一年,三高拉响警报,胆固醇、血压开始偏高,血糖到了临界点……

再到了有一年,肠胃开始闹毛病,先是胆结石作怪,胆要割走,影响胆汁分泌功能,消化力减弱,胆管负荷加重,容易发炎。

这是"食货"付出的代价。

前年，在首尔旅行期间，突染急性腹膜炎，在当地医院开刀，住院14日，希素连夜由洛杉矶飞往首尔，在她悉心照顾下，幸运复原。这病也是与肠胃和饮食有关。经历惨痛教训，能不投降吗？

我开始控制胆固醇，每天依照书中的饮食方法，大半年后，胆固醇回到正常值，至今三年，无须服药。多年前，当血糖到了临界点，希素送给我一部血糖机，监察血糖升降，遵循她的糖尿病饮食策略，至今得以维持，无须服药。

江山易改本性难移，你以为"食货"称号是浪得虚名？

根据本书的丰富资料，我领悟出一条方程式。

食物份量换算法：

假设餐桌上有我喜爱的甜品，只要把主食淀粉份量减少，甜品食半份，也很有满足感。

随着年龄增长，消化力减弱，我的"食货"配额有限，只可精挑细选，加减运算，勉强把"食货"称号保住了。

吴　平

前 言

注册营养师常做的工作就是在医院里照顾病人的饮食，但现代的营养师，更重要的任务是帮助大家预防和控制慢性疾病，如肥胖症、三高（高血脂，高血糖，高血压）、肾病、肠胃病等等，使人们能改善健康，提高生活质量，延长寿命。

营养学是用科学的方法去研究食物和饮食习惯对身体的影响；而专业的营养师就是把这些研究结果变成实用的营养知识和建议，再对应每个人的年龄、性别、健康状况、饮食喜好、作息习惯来调配一套饮食计划，并利用专业训练和经验去帮助人们踏出改变的第一步。在整个过程中，营养师会从旁指导和提供支持，帮人们达到健康目标。

笔者从事注册营养师工作已超过二十年，接触的客户年龄跨越0岁至100岁，包括不同文化背景、不同职业：从大学教授、医护人员、教师、律师到退休银发族，甚至无家可归的人。可见面对健康管理问题，不论你是富是贫，学历有多高，实在是人人平等。大家都需要透过接受正确的营养知识，加上实践应用，才能有效地控制体重，改善健康指数。

我的营养治疗诊所在十多年前开业，从一个人创业，到现在有整个团队为社区服务，一年又一年地累积了上万个案，得到不少

1

的成功经验和满足感,也因此认识了很多良师益友。在7年前,得到了上海交通大学陆伯勋食品安全研究中心的理事李亚宁先生引荐,在中心于网上开设的营养专栏供稿,把最新营养资讯与国内读者分享,感到万分荣幸。我当营养师的初衷就是利用我的专业去影响大众,达到健康人生。这本书,就是结集了这些年来我和我的团队内一班营养师和营养科学研究生们的文章,从营养科学角度出发,为读者带来可靠和正确的营养咨询建议和健康小贴士。

书中内容分为四大部分:

第1部分围绕【我今天该吃什么?】的主题——以平衡膳食餐盘为基础,进入不同食物大类,指引每人每天应如何均衡饮食。

第2部分从【怎么吃可以享"瘦"?】问题出发——在健康瘦身角度上,介绍有效的营养减肥方法,解答常见的饮食减肥误区或谬论。

第3部分为【怎么吃可以健康长寿?】——带读者认识抗衰老及日常健康饮食贴士,介绍一些常见慢性疾病营养疗法。

第4部分为【营养师教你怎样DIY健康享"瘦"美食?】——介绍了一些营养师自创的健康美食菜谱,及中外官方饮食指南,食品营养标签和中外注册营养师机制解读。

读完这本书后,如果你能做出一些饮食上改变,那就达到出版这本书的目的了。而对读者来说,若能持之以恒地改变不良饮食习惯,并将其转换为新的习惯,那不论是对减肥,还是对控制三高或防病抗衰老,也会有意想不到的收获呢!

在此特别感谢陆伯勋食品安全中心的主任周培书记为本书撰序;感谢李亚宁先生、岳进副主任、富伟燕老师一贯的协助和支持, 以及中心和上海交通大学出版社的团队对这本书所付出的努力; 也感谢我的家人和饮食管家团队中的伙伴们一直以来陪伴我面对各种挑战和渡过难关。

　　作为营养师, 多年来遇到过最多的患者就是馋嘴的患者。因此我特别邀请了我的父亲写一篇序, 分享了一般百姓在控制三高时的挣扎和体验, 您会发现, 原来在追寻健康路上您并不孤单。衷心希望这本书能成为各位的营养师在旁帮助您拣饮挑食的参考, 从而使您达到体态轻盈, 长寿健康。

吴希素

目 录

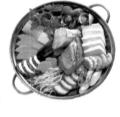

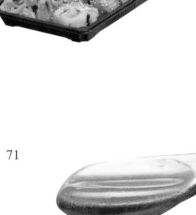

第2部分 怎么吃可以享"瘦"？

第3部分　怎么吃可以健康长寿？

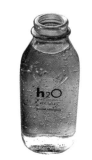

第4部分　营养师教你怎样DIY 健康享"瘦"美食？

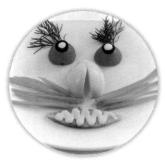

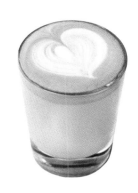

附　录

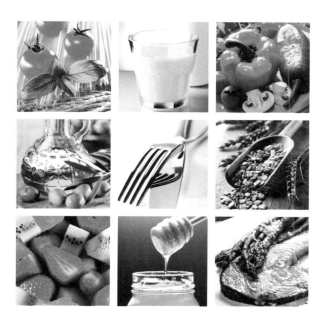

第 **1** 部分

我今天该吃什么？

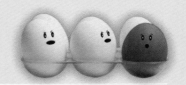

食物与人相生相存、密不可分，食物可以是一段历史、一种文化、一份情怀和一种向往。在当今的科技社会，每人每天吃什么、怎么吃更是一门科学。

本部分将结合《中国居民膳食指南（2016）》发布的"中国居民平衡膳食宝塔"带领你走进每人每日膳食的大类：谷薯类、蔬果类、禽鱼肉蛋类、乳制品、油脂类、盐糖类，更从营养师的视角给你带来每日饮食的小提示。

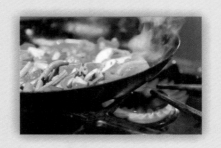

谷薯主食类

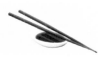

为什么吃对主食很重要？

因为富含碳水化合物，所以谷薯类食物是每人每日能量最主要和最直接的来源，至少占据人体平均摄取能量的一半。食用谷薯主食类可增加餐后的满足感和饱腹感，以及提升能量和体力，从而减低餐后（特别是晚餐后）想吃甜食的欲望。

谷薯类食物分为全谷物、杂豆及薯类。

日常食用的全谷物类食物有：稻米、小麦、高粱、燕麦、玉米、薏仁、小米、荞麦等。

用以上谷物加工制成后的主食有米饭、面条、意大利面、麦片、

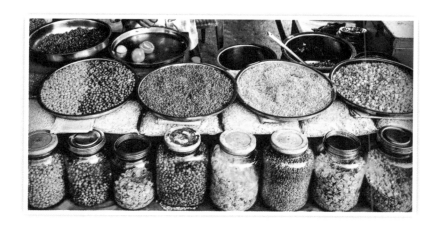

粥、面包、饼干等。

日常食用的杂豆类食物代表除大豆以外的干豆类，包括红小豆、绿豆、小扁豆、豌豆等。

日常食用的薯类食物则有：马铃薯、红薯、紫薯、莲藕、芋头、山药等。

谷薯类食物主要以淀粉形式存在，还包括膳食纤维、B族维生素群、矿物质、蛋白质等营养物质。

为什么选择全谷类食品？

最新的膳食指南建议我们每天所摄取的谷类食物中，至少有一半为全谷类食物。因为全谷类食物能有效改善肠道功能，降低血压和降低患上心脏疾病、中风、2型糖尿病、肥胖和癌症的风险。美国临床营养学杂志中刊登的一项研究发现，多吃全谷类麦片的人比吃精制加工谷类食物的人更能有效降低死于心脏病和其他疾病的风险。

可是很多人仍很抗拒吃全麦面包或糙米，因为口感较粗糙，不及精制谷物如白米、白面包或白面条可口。但如果你知道全谷物和精制谷物营养价值上的区别，那么你便可能会做出改变。

精制谷类食物中的"谷糠"在生产过程中被移除和碎掉，所以这些谷类食物的颜色变成白色，而那些被去掉的"谷糠"当中却含有大量营养素，例如：纤维、维生素E、B族维生素、钾、多种矿物质和各种植物营养素，以及木脂素类、黄酮类、皂苷等。美国政府规定

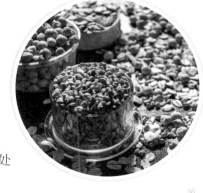

谷类食物中需要添加铁质和4种维生素B, 否则, 精制谷类食物中只含有纯"淀粉"成分, 而没有其他营养价值。

全谷物食品中最主要营养素之一就是膳食纤维。摄入足够膳食纤维的好处包括

- 降低血脂: 膳食纤维已经证明可以吸附血液里的胆固醇, 使胆固醇排出体外。
- 肠胃健康: 膳食纤维可以增进肠胃蠕动, 促进消化, 促进排便顺畅。
- 体重控制: 膳食纤维可增加饱足感, 延长消化时间, 进而帮助减重。
- 其他好处: 除了以上的好处外, 更多研究证明膳食纤维还可以控制血糖、预防癌症以及降低患心血管疾病、2型糖尿病和结肠癌的风险。

提高膳食纤维的挑战, 你准备好了吗?

既然膳食纤维的好处那么多, 那怎样可以摄取足够的膳食纤维量呢? 如果我们可以一整天咀嚼青菜, 也许摄取足够的纤维就不是问题, 可是大部分的人都无法做到。以下是一些饮食小提示, 通过天然食物来源增加膳食纤维的摄入量、做起来要简单得多, 而且可以轻松且有效地提高膳食纤维的摄取量。

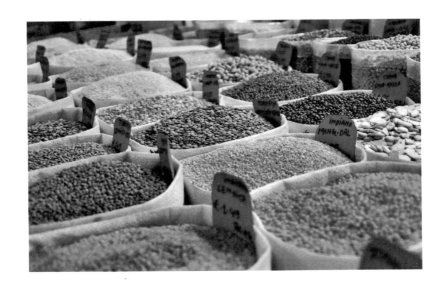

1. 标准膳食营养餐盘

每餐饭至少一半应该是蔬菜水果。若是吃西餐，盘子内应该有一半是蔬菜；若是吃中餐，至少要有一到两道菜是纯蔬菜。除了每天正常的饮食外，可以在早餐的麦片内撒上一小匙的亚麻子，用豆类料理代替一餐的肉类，或是在绞肉内加入一些全麦片增加口感都是额外摄取膳食纤维的好方法。

2. 全谷类

全谷类是膳食纤维的丰富来源。

- 用糙米代替白米饭。
- 用全麦面包制作三明治。
- 食用早餐时多选择燕麦或全谷麦片。
- 用全麦面粉制作烘焙食品。
- 午餐以全麦杂粮面包和面食为主食。

- 零食尽量选择全麦饼干或爆米花（低脂）以代替洋芋片和甜饼干。

如果很难一下子转到全谷物饮食，那么可以先把全谷物慢慢加进平常的饮食里。例如，将红米或糙米与白米混合煮熟，或者在自己喜爱的早餐谷物片中加入一些高纤的麸皮谷物，这样就可以慢慢地转为全谷物饮食了。

3. 水果和蔬菜

- 在早餐谷物或燕麦片中加入新鲜水果或果干。
- 以水果或蔬菜作为点心。
- 选择自制果汁（混合整个水果）而不是市售果汁（一般市售果汁不含膳食纤维）。
- 将蔬菜加入色拉或意大利面。

4. 豆类

- 每周几次用豆类代替肉类。
- 将豆类加入汤和色拉中。

5. 坚果和种子

- 每汤匙亚麻籽或奇亚籽大约含4克膳食纤维，通常无味，易于加入大多数食物中。
- 一份（28克）混合坚果也是很好的点心食物。

在上述的食物种类中还有很多其他的食物富含膳食纤维，因此要满足每日纤维摄入量其实并不难。健康饮食的关键是多样化，只需在每餐中少量添加这些食物就可以发挥重要作用，改善整体健康。最重要的是，记得在增加纤维摄入量的同时要多喝水。保持餐盘的丰富多彩，你的心脏和消化系统都会感谢你！

纤维补充剂可代替天然膳食纤维吗?

膳食纤维在健康饮食中扮演了重要角色,这已经不是什么秘密了。膳食纤维是大自然的一把"刷子",有助于清除人体内的废物,它最广为人知的功能是帮助肠道通畅、促进消化,但它的益处还有很多,包括管理体重,调节血糖,降低患心脏病、2型糖尿病和结肠癌的风险。根据世界卫生组织建议,成人每天要摄入膳食纤维25～35克。然而,大多数人并没有摄取足够的膳食纤维,有数据显示,大约九成人口的纤维摄入量约是每天15克,仅为建议量的一半!

为了增加日常膳食纤维摄入量,许多人会利用膳食纤维补充剂作为简单的补充方法。然而,如果要获得纤维所提供的所有益处,营养师建议要从天然食物中增加膳食纤维的摄入而不是膳食纤维补充剂,

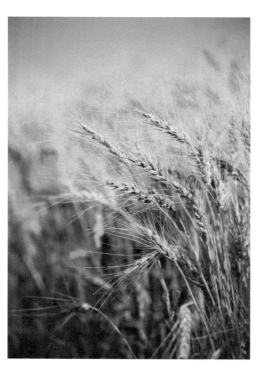

这是因为富含纤维的食物提供了一系列微量营养素和化合物，有益于人体健康，而这些益处一般的纤维补充剂并不具备。此外，膳食纤维在一系列的加热和加工过程中会破坏其最重要的保健功能。根据McRorie博士（2015）的研究，如今在市面上的纤维补充剂中，只有少数具有医疗的健康益处。

在McRorie的临床研究中，受试者被随机分配到摄入不同纤维来源的组别，有小麦谷物纤维组，也有几种纤维补充剂组，而各种纤维补充剂的不同在于其加工程度不同，其中，纤维的加工程度越高，黏度水平越低。结果显示，胆固醇降低与纤维补剂的黏度水平高度相关。因此，纤维补充剂加工程度越高，降低胆固醇水平的效果就会越差。

了解天然食物膳食纤维与纤维补充剂之间的区别，与纤维的基本功能非常重要。膳食纤维分为两种不同的类型：水溶性和非水溶性。水溶性膳食纤维会吸收水分并形成凝胶，刺激肠道蠕动，有助于降低胆固醇水平以及减缓饭后血糖上升的速度。非水溶性膳食纤维也能吸收水分，增加饱足感，使大便体积增加，帮助肠道通畅。

不吃米饭，吃什么？

我国居民餐桌上最常见的主食就是米饭，米饭又分为白米饭和糙米饭。白米原本也是糙米，但经过除去米糠后便成了白米。这过程中会同时除去米中的营养，在一碗煮熟的长型白米饭中的

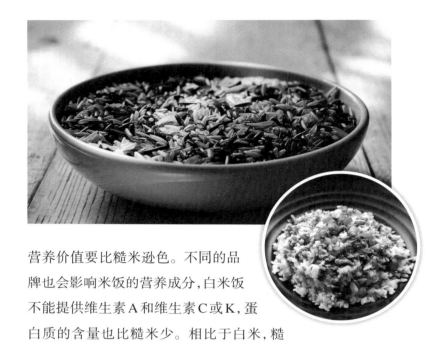

营养价值要比糙米逊色。不同的品牌也会影响米饭的营养成分,白米饭不能提供维生素 A 和维生素 C 或 K, 蛋白质的含量也比糙米少。相比于白米, 糙米含有更多的能量、碳水化合物和 2 倍的纤维。糙米所含有的营养价值也比白米高,糙米提供更多的维生素 B_1、7 倍的维生素 B_2、2 倍的维生素 B_6、5 倍的维生素 E 和更多的维生素 K, 还有 2 倍的叶酸、2 倍的钙和 5 倍的胆碱。不过, 有些生产厂家对大米进行铣削后, 会为白米增加些营养素, 如维生素 B_6、铁和叶酸。

但除了大米以外, 红薯等薯类食物也是我国居民餐桌上常见的主食。红薯又称甘薯、山芋、地瓜等,是生活中常见的一种食物, 又被称为菜篮子里的 "冠军菜",有 "长寿食品" 之美誉。

红薯的营养

● 富含抗氧化物质：并非所有的红薯都是橙色的, 它们的肉可能呈现白色、黄色、棕色、红色、粉色和紫色等。不同颜色的红薯含有的营养成分及其含量也各不相同。其中，紫薯的抗氧化和抗炎物质含量最高。当这些物质进入人体后，可以清除对人体细胞有害的自由基，能延缓衰老、预防心血管等疾病。

- 富含抗癌物质：科学家发现，这些五颜六色的红薯中含有一种独特的蛋白质——蛋白酶抑制剂，它能够抑制癌细胞的生长。

- 富含维生素：维生素 A 能够保持眼睛和皮肤健康。一个中等大小烘焙好的红薯中，维生素 A 含量可达人体所需维生素 A 含量的 4 倍。红薯中还富含维生素 C，具有增强免疫系统的功能。

- 富含 β–胡萝卜素：深橙色的红薯含有 β–胡萝卜素，一种抗氧化剂，可预防某些癌症以及眼部疾病。

- 富含纤维素：我们通常吃的烤的或炸薯条用的白土豆，升糖指数很高，即食用之后能导致血糖迅速升高。但红薯使血糖升高的速度较低，因为它含有更多的纤维素，可以减缓消化，同时还可以增强肠胃蠕动。

- 富含矿物质：红薯中较高的钾含量有助于控制血压，钙则能够强化骨骼。另外，红薯是很好的铁的来源，是素食主义者的优选食物。而且红薯含有大量的维生素 C，有助于人体对水果、蔬菜和坚果中的非血红素铁的吸收。

- 脂肪含量低：每 100 克鲜红薯中，脂肪含量仅有 0.2 克。

红薯的健康吃法

　　红薯的吃法多种多样，但胃肠道功能弱的人群应忌生吃，身体健康的人群也不宜多食生红薯。因为生红薯中所含淀粉绝大部分是抗性淀粉，不易消化而加重肠道的负担。红薯还含有气化酶，在胃酸的作用下产生二氧化碳气体，会导致腹胀、打嗝、反胃、排气等不适。其较好的食用方法则是蒸、烤或煮。红薯经过蒸、烤或煮后，健康又美味，不仅能破坏气化酶，减缓不适，还能增强甜味。

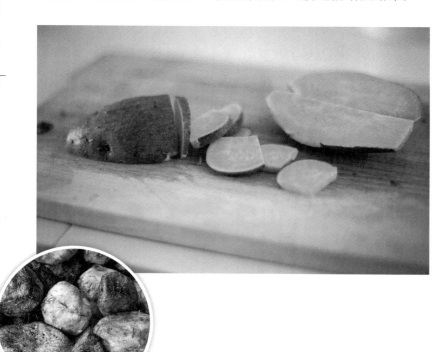

蔬菜水果类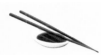

　　《中国居民膳食指南（2016）》中的"平衡膳食餐盘"指出，水果和蔬菜应占餐盘的一半分量。蔬菜、水果相对于肉类热量较低，但对膳食营养的贡献非常突出。

　　常见蔬菜的种类（按日常食用部位分）

- 根茎类：萝卜、胡萝卜、莲藕、茭白、牛蒡、洋葱、竹笋等。
- 叶菜类：小白菜、芥蓝、荠菜、菠菜、苋菜、莴苣、茼蒿、芹菜等。
- 花菜类：金针菜、花椰菜、油菜、大葱、韭菜、茴香等。

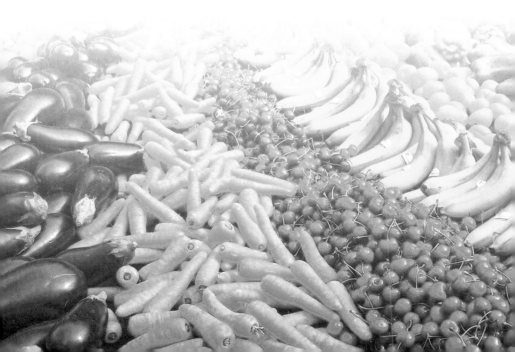

- 果菜类：以果实及种子为产品，如南瓜、黄瓜、冬瓜、丝瓜、苦瓜、番茄、辣椒、茄子等。

常见水果的种类（按形态与特性分）

- 浆果类：葡萄、草莓、蓝莓、阳桃、无花果、猕猴桃、石榴等。
- 瓜果类：西瓜、哈密瓜。
- 柑橘类：柳橙、柠檬、柚等。
- 核果类：桃、杏、梅、李、枣等。
- 仁果类：苹果、梨、鳄梨、枇杷、山楂等。

蔬菜水果中的重要营养素

- 膳食纤维。
- 植物化合物：例如多酚类、萜类虽非人体必需营养素，但其具有生理功能，如抗癌、抗微生物、抗氧化、抗血栓、调节免疫功能、抑制炎症过程、影响血压、降低胆固醇、调节血糖、促进消化等。
- 维生素：维生素A、维生素C、维生素B、维生素D等。
- 矿物质：富含钙、镁、钾、锌等。
- 抗氧化剂。

每日如何吃到更多的蔬菜？

医学研究表明，日常饮食中保证充足的蔬菜摄入不但能够预防慢性疾病，还可以降低畜牧业对环境产生的有害影响。但在饮食快节奏的今天，保证每日足够的蔬菜所需变得不那么容易。以

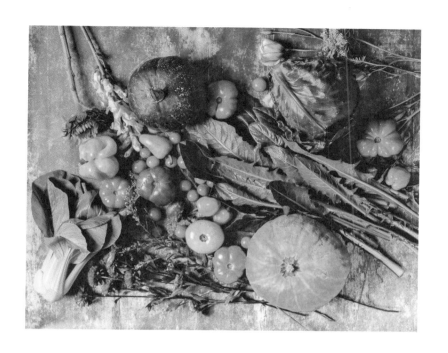

下就向大家介绍一些种简单易行的方法，帮助你轻松增加每日蔬菜的摄入量。

未雨绸缪、冷藏蔬菜

在工作与生活节奏快的今天，时间往往是在家准备食物的一大难题。虽然大部分人更青睐于对食物现买现准备，但在日常空闲时间多准备一些干净的蔬菜以备不时之需无疑是好策略。方法包括提前清洗需要的蔬菜，切好，将其放置在冰箱里。若没有时间清洗与放置新鲜蔬菜，冷冻蔬菜是其次好的选择。多数人认为冷冻蔬菜没有新鲜蔬菜有营养价值，其实不然。超市销售的冷冻蔬菜是把新鲜采摘的蔬菜洗净后马上冷冻。很多研究表明冷冻蔬菜与新鲜的蔬菜具有相同的营养价值，而且往往没有像罐头蔬菜那样含钠量高，易于使用。另外，冷冻过的蔬菜口感会更软，对不方便咀嚼的老年人也是不错的选择。在超市购买包装好的冷冻蔬菜时要注意查看生产日期和添加剂，以选择当季新鲜菜冷冻的为好，尽量避免选择已加入调味料的。常见又方便的冷冻蔬菜包括玉米、豌豆、南瓜、菠菜等，既可以随时快速烹饪，也可以当作小食。

巧用蔬菜罐头

与冷藏蔬菜一样，蔬菜罐头很多时候并不受到大众的青睐。与新鲜蔬菜和冷冻蔬菜相比，蔬菜罐头含钠量高，也有少许的营养缺失，但它的优势在于操作方便和保质期长。特别是老年人或者高血压患者，记得挑选"低钠、低盐或无盐"的罐头。另一个小窍门是在食用或烹饪前将罐头里的蔬菜用清水冲洗一下，去除多余的钠。所以在新鲜蔬菜和冷冻蔬菜都无法满足的情况下是不错的选择。

今天你吃到蔬菜彩虹了吗

大自然赋予了蔬菜很多宝贵品质，其中之一就是色彩缤纷，富含营养，具有丰富的抗氧化物、维生素和矿物质，有益人体健康。所以在准备食物的时候，不妨多选择色彩丰富的蔬菜。还有一个小技巧是尝试搭配一盘蔬菜彩

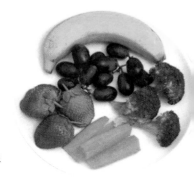

虹，检查自己每天是否吃到了彩虹中的颜色。颜色丰富的蔬菜包括西红柿、胡萝卜、黄瓜、(各种颜色)甜椒、茄子、羽衣甘蓝、萝卜、芦笋、香菇等。

巧用微波炉煮蔬菜

当没有时间用传统方法烹饪时，微波炉无疑是一个简单又快速的烹饪工具。你可以使用微波炉烹调新鲜或冷冻蔬菜。例如，在碗里放少量的水与冷冻豌豆，或者新鲜胡萝卜和西兰花一起，然后使用微波炉加热，一碟简单的蔬菜便可以快速地烹饪完成。而且从营养的角度看，防止营养流失最好的方法是用最少的水与最短的时间烹饪食物。所以用微波炉快速烹饪食物也是一个保持营养的方便小窍门。

蔬菜沙拉及蔬菜汁

当在家想换换口味或开伙不便时，不妨用各种蔬菜做一道秀色可餐的蔬菜沙拉。生菜、黄瓜、胡萝卜、甜椒、西红柿等都是可以生食的蔬菜，也是一道田园沙拉的不错选择。另外，您还可以用新鲜蔬菜加上水果打成汁，在口渴或天气炎热时代替饮料。不过需要谨慎的是，很多水果自身就含很多果糖，所以即使是一杯不额外加糖的果汁，热量也不容小觑。所以营养师建议用水果榨汁时注意用量，不建议用蔬果汁完全代替每天蔬菜水果的摄入。

外出用餐时

外出用餐时可能没有在家里那么容易控制蔬菜的种类和含

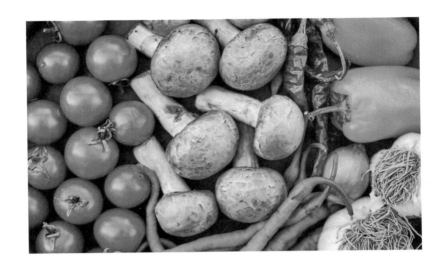

量。不过在点菜时不妨试试多点一些不同的蔬菜,有条件时也可以试试让厨师做得少盐、少油。

尝试新的蔬菜食谱

蔬菜的种类繁多,口味也各异。在周末或节假日的空闲时间,不妨与家人、朋友一起尝试开发蔬菜的新食谱。根据自己或家人、朋友的喜爱搭配不同的蔬菜,尝试用各种不同的方法做出美味的食物,无疑是一项既健康又解压的活动。

哪个蔬菜被称为现代灰姑娘?
——牛蒡

牛蒡,被称为现代灰姑娘,虽然外表不吸引人,但它深藏不露

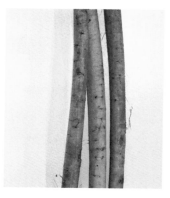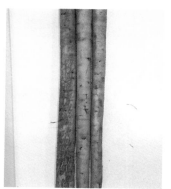

的优点逐渐被人发现。很多人还误以为牛蒡是牛的一部分，但实际是植物的根茎部分，属于蔬菜。牛蒡富含水分，糖类，维生素A、B_1、C及矿物质钙、磷、钾、铁、镁以及膳食纤维等营养素。

牛蒡含有一种特别的养分——菊糖。菊糖是水溶性纤维也是寡糖的一种，有助于增加肠道益生菌，有助肠道健康。因为它不会影响血糖，所以糖尿病患者也适合食用。有研究发现菊糖有助于钙质吸收。所以很多标榜健康或减肥的食品也含有这种"菊苣纤维"。此外，牛蒡含有大量的纤维（每100克含有6克的纤维），可以刺激大肠蠕动，帮助排便，使致癌物之类的有害物排出体外，降低体内胆固醇，减少毒素、废物在体内积存。食物纤维可延迟肠子吸收糖分的速度，有效预防肥胖及糖尿病。

在日本，牛蒡早已成为普通人强身健体、防病治病的保健食品，被视为可与人参媲美，俗称"东洋参"。根据医学文献记载，牛蒡原产中国，在公元920年传入日本。《本草纲目》《五祯农书》《中华医药大典》都有关于牛蒡的记载。从中医的角度，牛蒡具有解热、解毒、利尿、去痰、去瘀血、治咳嗽的功效，并能改善肌肤干燥和青春痘。

如何处理牛蒡

1. 避免氧化

牛蒡含有大量铁质,只要暴露在空气中就会氧化成褐黑色,为了避免氧化,去皮与分切过程最好置于流水下进行。切好的牛蒡要立刻放入清水中浸泡才不会褐化,即使水变成褐色也不必换水。

2. 保持原味

可将处理好的牛蒡泡入浓度3%的醋水约15分钟,可使牛蒡色泽更加洁白,也可保牛蒡本身的特殊香气。

3. 不必去皮

牛蒡皮很薄,利刀背即可刮除,如果用于红烧或炖煮,只需将牛蒡洗净,不必削皮,牛蒡皮本身亦含有营养成分。

鲜榨果汁可代替新鲜水果吗?

很多人知道罐装果汁饮料含果汁较少,而且还添加了多种食品添加剂,所以更倾向于鲜榨果汁,那么鲜榨果汁真的是一个好的选择吗?

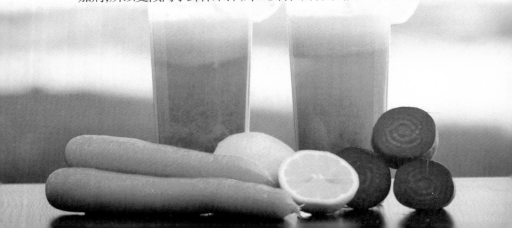

与新鲜水果相比,鲜榨果汁的特点如下:

1. 营养损失严重

榨汁过程会破坏水果的细胞结构,增加维生素C和多酚类抗氧化物质与氧气的接触,从而造成营养损失。而且被丢弃的果渣中含有水果中多种不溶于水的营养成分,如膳食纤维,脂溶性维生素,钙、铁、镁矿物元素等。

2. 颜色不够亮丽

水果的颜色主要受其天然色素的影响,如叶绿素、叶黄素、类胡萝卜素、花青素、番茄红素等。这些天然色素在榨汁过程中极易被氧化变色。

3. 含糖量高

一杯鲜榨果汁可能由两三个甚至更多的水果榨汁而成,其含糖量自然远高于新鲜水果。已有研究表明,长期饮用过量果汁会导致肥胖,而且会增加糖尿病的风险。

4. 缺乏饱腹感

新鲜水果中富含膳食纤维、耐咀嚼,进入肠道消化慢,具有饱腹感,如果是苹果可能吃上一个就够了。而果汁在肠道中消化速度快,可能喝上一杯都没什么感觉,不仅不会减少其他食物的摄入,反而增加了糖的摄入量。

所以相比之下,新鲜水果是一种更好的选择,但牙齿不好不便咀嚼的人或胃肠道消化功能差的人,适量地选择喝一些鲜榨果汁也是可以接受的。

另外,补充几点选择新鲜水果和鲜榨果汁的建议:

● 尽可能选择吃水果,且是新鲜完好的水果。

- 水果中蛋白质和脂肪含量缺乏,中老年人或是本身就营养缺乏的人切勿用水果代替正餐。
- 想喝果汁时,尽可能选择自制,保证果汁安全、新鲜、无添加;且尽可能选择搅拌机,将水果打成浆,而不是选择榨汁机将果渣丢弃。
- 果汁要尽快喝完,以减少营养损失及安全隐患。
- 想喝果汁的,不妨试一试果蔬汁,适量地加入一些芹菜、胡萝卜、黄瓜等蔬菜,以减少糖分的摄入。

如何让水果在夏日保鲜?

炎炎夏日,水果的呼吸作用和蒸腾作用都逐渐增强,消耗的养分也有所增多,从而加快了水果的变质速度。那如何让水果在夏日保鲜呢?

家庭储藏水果的方法主要有室温储藏法和低温冷藏法。到底如何选择?首先要对水果的性质进行判断,然后再选择适当的储藏方法。

1. 宜不宜冷藏

一些热带、亚热带水果如香蕉、火龙果、枇杷等都怕冷,不宜放在冰箱中冷藏,否则容易冻伤,破坏营养,还会加速变质。

2. 需不需催熟

一些后熟的水果如牛油果、猕猴桃等需要在常温下成熟后才能冷藏,否则不但无法成熟,还容易腐败。

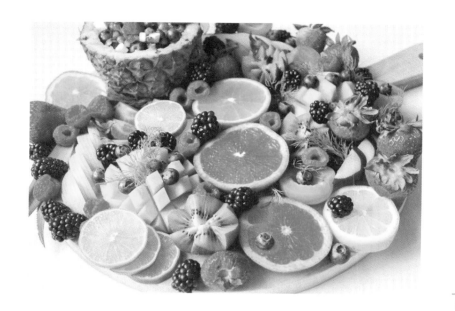

3. 要不要隔离

一些水果如苹果、水蜜桃、梨等水果在呼吸时会释放大量的乙烯气体，如果和其他水果堆放在一起，会加速水果的成熟和腐败。

倘若选择室温储藏，要将水果置于阴凉通风处；倘若选择低温冷藏，想保存得尽量久一点最好用纸将水果包住再放入扎了孔的保鲜袋中，不仅能保持透气，还能防止水汽积聚后滋生微生物造成的水果腐败。

以下还有一些储藏水果的小建议：

- 水果尽可能现买现吃，新鲜的才好吃。
- 水果切勿在洗完后再储藏，最好是现吃现洗，吃多少洗多少，因为水是滋生微生物的源泉。
- 储藏前要仔细检查一下水果，把有损伤的果先处理掉，且每隔一两天要清理一下烂果,因为烂果会释放大量的乙烯,加速其他健康水果的成熟和腐烂。

- 储存水果时要轻拿轻放,防止损伤。
- 大型的瓜果,如西瓜、哈密瓜,常温储藏即可,但切开后最好用保鲜膜把切面和皮全部包起来放入冰箱冷藏,因为暴露瓜肉和瓜皮都会导致水分流失。
- 冰箱不是万能的,即使冷藏也要尽早吃完。
- 要定期对冰箱进行清洁。

日常果蔬安全小技巧知多少?

如果你能正确地选择并安全地处理果蔬,那么在日常饮食中吃适量的水果和蔬菜是对健康非常有益的。水果和蔬菜能增加你

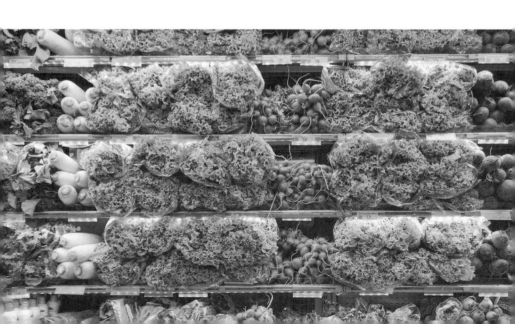

的饮食营养,有助于预防心脏病、中风和一些癌症。选择蔬菜、水果代替高热量的食物,还能帮助你控制体重。

但有时,生的水果和蔬菜可能含有有害的细菌,如沙门氏菌、大肠杆菌和李斯特菌,这可能会使你和你的家人发生食物中毒。在美国,将近一半的食源性疾病是由于食用了被细菌污染的生鲜食品引起的。

选择清洗过的新鲜蔬菜(包括沙拉)和烹饪过的蔬菜会更加安全。未清洗的新鲜蔬菜(包括生菜和沙拉)更容易使人患食源性疾病。

因此,食用未烹饪的水果和蔬菜时,应采取一些措施以避免食物中毒。

- 检查水果和蔬菜是否有碰伤和损坏。
- 丢掉那些变质的或被召回的水果和蔬菜。
- 在准备水果和蔬菜前后,都要把手、厨房用具和操作台表面(包括砧板和台面)清洗干净。
- 在吃、切或烹饪前先清洁水果和蔬菜,除非包装上说明该食物已预先清洗过。
- 用自来水冲洗或擦洗所有水果和蔬菜,即使你不打算吃果皮。这样在你切果蔬时,污垢和细菌就不会从表面转移到内部。
- 用干净的纸巾擦干水果或蔬菜。
- 将水果和蔬菜与其他可能污染它们的食物分开存放,如生肉和海鲜。
- 冷藏你已经切好、去皮的水果和蔬菜,或尽快(在2小时内)

烹饪。如果外部温度高于32℃（约90℉），则在1小时内将果蔬盛放在干净的容器中冷却至4℃（约40℉）或4℃以下保存。

- 任何人都可能感染食源性疾病，但某些特定人群更容易被感染且症状更严重。这些人群是：
  ○ 幼儿；
  ○ 孕妇；
  ○ 65岁及65岁以上的老人；
  ○ 免疫功能低下的人。

如果你或你关心的人属于高危人群，那么在准备和食用新鲜水果和蔬菜时，采取以上措施预防食物中毒尤为重要。

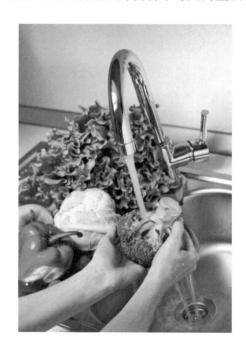

禽鱼蛋肉类

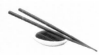

蛋白质有哪些选择？

常见食物种类及特点

1. 禽类

- 鸡、鸭、鹅等。

- 脂肪含量较低。

- 富含单不饱和脂肪酸。

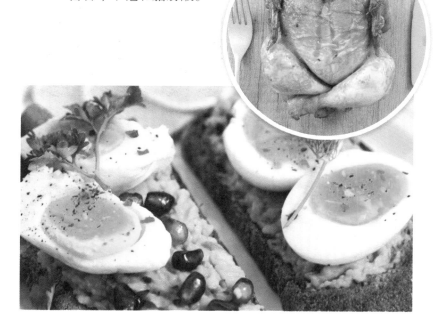

2. 鱼（水产品）类

- 鱼、虾、蟹、贝等。
- 较多优质蛋白。
- 富含硒、锌、铁、碘等矿物质。
- 碳水化合物含量较低，脂肪含量较低。
- 富含奥米加-3（ω-3）多不饱和脂肪酸，主要由α-亚麻酸、二十碳五烯酸（EPA）和二十二碳六烯酸（DHA）组成。

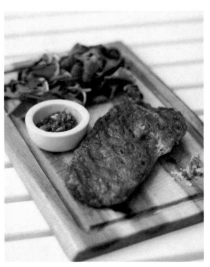

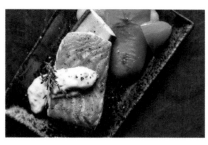

3. 蛋类

- 鸡蛋、鸭蛋、鹌鹑蛋、鹅蛋、鸽子蛋。
- 蛋清：主要的营养素为蛋白质。
- 蛋黄：含脂肪（以单不饱和脂肪酸为主）、胆固醇、卵磷脂。

4. 畜肉类

- 猪肉、牛肉、羊肉等。
- 脂肪含量较高（主要为饱和脂肪酸），胆固醇含量较高，建议尽量食用瘦肉部分。
- 蛋白质等氨基酸组成与人体相近，能被有效利用；含铁量丰富。

5. 植物蛋白

- 大豆、豆腐、黑豆、扁豆、鹰嘴豆、花生、杏仁、藜麦等。
- 碳水化合物含量较低，脂肪含量较低。
- 膳食纤维含量高。

重要营养素

- 优质蛋白质。
- 饱和脂肪酸：多位于畜肉、内脏中。
- 单不饱和脂肪酸：包括奥米加-9脂肪酸。
- 多不饱和脂肪酸：包括奥米加-3脂肪酸和奥米加-6脂肪酸。
- 胆固醇：多位于内脏、大脑、蛋黄中。
- 脂溶性维生素：维生素 A、维生素 E。
- B 族维生素：维生素 B_1、维生素 B_2。
- 矿物质：钙、镁、锌、硒、铁。

红肉和加工肉类可以吃吗？

2015年10月，来自10个国家的22位科学家在国际癌症研究机构（International Agency for Research on Cancer, IARC）工作组审议了800多个研究，调查了不同国家食物当中红肉或加工肉与十几种癌症的关联。全世界不同国家的人摄取红肉的量从低于5%至高达100%，摄取加工肉类的人口比例从不足2%至高达65%。

据过去20年进行的最具影响力的大型前瞻性研究分析表明，

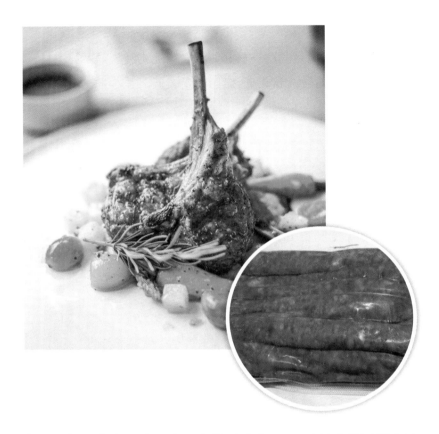

每天吃加工肉类50克患大肠癌的风险多18%；足够多的证据也显示加工肉类与胃癌有关，红肉和胰脏癌有密切关系；部分研究指出晚期前列腺癌与红肉也有关。

什么是红肉和加工肉？

红肉指的是哺乳动物的肌肉，例如牛肉、小牛肉、猪肉、羊肉、马肉、山羊肉，包括切碎或冷冻的肉，而它们多数是需要在吃前煮熟的。

加工肉指的是已经通过腌制、发酵、烟熏或其他过程转化以增强风味或有助保存的肉。大多数加工肉制品含有猪肉或牛肉，但也可能含有其他红肉、禽类和内脏（如肝）或肉副产品，例如血。加工肉类的例子包括热狗、火腿、香肠、咸牛肉和牛肉干，以及肉类罐头和以肉制品为主的调味汁。在中国菜中的腌腊肉制品如腊肠、腊肉和腊鸭，也是加工肉类。

这代表什么意思呢？

与所有食物和营养一样，适量是关键。摄取太多任何类型的食物通常对我们的身体不是一件好事。红肉本身并不坏，它包含高生物价值蛋白和重要的微量营养素，如维生素 B、铁和锌。但当我们摄取过量时，它的某些成分便可能导致致癌机制的连锁效应。高脂肪的红肉也会增加胆固醇，影响心脏健康。

肉类加工，如腌制和烟熏，可形成致癌物质，包括 N-亚硝基化合物（NOC）和多环芳烃（PAH）。另外，加工食品通常含有过量的钠，可影响血压和心脏健康。

烹调可提高消化率和肉的可口性，但也可以产生致癌物，包括杂环胺和多环芳烃。煎、油炸或烧烤之类的高温烹煮通常会产生较多的这些化学物质。这意味着即使是炸鸡胸肉（白肉），都可能增加风险！

营养师的建议

限制即食加工肉类，如火鸡和火腿，每周最多吃 1 至 2 次，尽量避免高脂肪的加工肉类，如香肠、腊肠、热狗、烟熏肉和任何炸肉(包括白肉)。一个星期内,红肉(选择瘦肉)摄取量不超过500克(3盎司分量,每周6次)。多选择豆类和海鲜,增加你的盘子上的蔬菜和全麦食品,这样你就不会把进食过量肉类。

鸡蛋——我们应该吃还是不吃?

美国2016的新膳食指南发布后,解除了自20世纪60年代就开始的胆固醇限制(每天摄取300毫克的胆固醇),这是因为近年科学研究发现,胆固醇的摄入量与心脏疾病及中风风险之间缺乏联系,而饮食中的胆固醇对大多数人血液中的低密度胆固醇

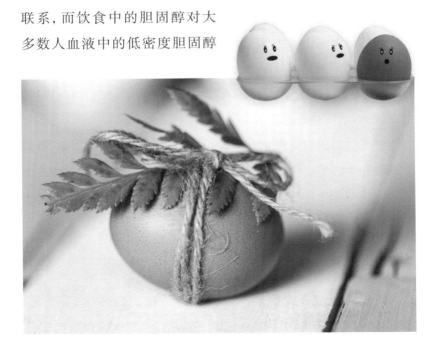

（LDL）影响不大。

在一个为老年人而设的心脏健康讲座上，一位心脏专科医生告诉老年人可以每天吃1个鸡蛋，因为鸡蛋很有营养价值，而老年人大多没有食用足够的肉类或蛋白质。

研究显示大约25%的人口可能对鸡蛋中的胆固醇有过度反应。但是并没有测试可以确定你是否有这样的反应。这意味着你需要先了解自己。

如果你有糖尿病的话，尤其需要留意。在女性糖尿病患者中，每1000卡路里的热量中增加200毫克胆固醇（约1个鸡蛋），患心脏疾病的风险可能会增加37%（美国临床营养学杂志2004年），而2013年另一份分析的结论指出，鸡蛋摄取量可能增加一般人患2型糖尿病的风险，以及增加糖尿病患者患心血管疾病的风险。

因为每个人的身体机能不同，有的人吃鸡蛋后胆固醇会提升很多，而有的人却没有这样的反应。因此，每周吃3至5只全蛋还是属于健康范围内的。但如果你有糖尿病、高胆固醇并正在用药，请先与医生或营养师商量食用鸡蛋的份量。

另一个需要注意的是你吃鸡蛋配合什么食物。由于最近的研究证实加工肉类和癌症有密切关系，加上加工肉类含有的钠会影响高血压，所以吃鸡蛋最好不要配香肠和熏肉，尝试把青椒、洋葱、蘑菇和鸡蛋一起炒，制造美味的炒蛋。

切记，营养学研究正在不断进行，你可能会听到互相矛盾的信息，但只要做到选择吃某种食物时适可而止就无须担心了。

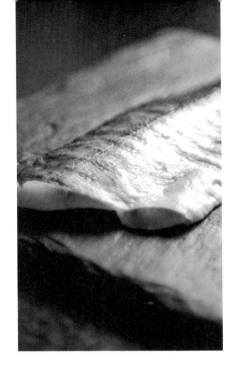

哪些海产品不宜多吃？

鱼肉、海鲜等海产品含有丰富的优质蛋白、矿物质及有益脂肪酸（DHA和EPA），有助于脑部发展。但营养丰富的海产品内还含有危险的金属——水银（汞）、镉、砷等。鱼中的水银（汞）含量以百万分之一（ppm）的量度计算。世界卫生组织（WHO）及美国食品和药品管理局（FDA）建议，普通成人对海产品食用量为每星期225～340克。而考虑到海产品中金属含量，孕妇、哺乳期或准备怀孕的女性，每星期不宜食用多于225克。2岁以下的儿童每周不宜食用多于75克。

几种金属含量高应该少食用或不宜过多食用的深海鱼

鲭鱼、鲨鱼、剑鱼、金枪鱼（大眼）。

各种鱼类和海鲜的平均水银含量（从高到低）

剑鱼：0.995 ppm；　　　　　鲨鱼：0.979 ppm；

鲭鱼：0.730 ppm；　　　　　大眼金枪鱼：0.689 ppm；

马林鱼：0.485 ppm；　　　　金枪鱼罐头：0.128 ppm；

鳕鱼：0.111 ppm； 美国龙虾：0.107 ppm；

白鱼：0.089 ppm； 鲱鱼：0.084 ppm；

鳕鱼：0.079 ppm； 鳟鱼：0.071 ppm；

螃蟹：0.065 ppm； 大西洋鲭鱼：0.050 ppm；

小龙虾：0.035 ppm； 鱿鱼：0.023 ppm；

三文鱼：0.022 ppm； 凤尾鱼：0.017 ppm；

沙丁鱼：0.013 ppm； 牡蛎：0.012 ppm；

扇贝：0.003 ppm； 虾：0.001 ppm。

素食者如何保证蛋白摄入量？

无论是出于宗教信仰，对生态环境的保护，还是对身体的健康管理，素食主义在当今社会已越来越流行，也在慢慢变成一种潮流文化。

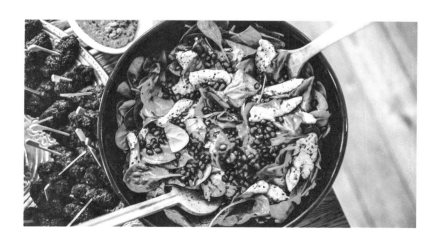

历史由来

素食主义最早的记录可追溯到古希腊与古印度时代。公元前6世纪，古希腊哲学家毕达哥拉斯（Pythagoras）出于对道德伦理与自然健康的考虑，提倡其门徒不食用动物性肉食。1847年，英国成立了世界首个素食者协会（The Vegetarian Society），正式将素食主义（vegetarianism）一词在英文中录用。在此之前，素食主义者在英文中通常称为"Pythagoreans"。

1908年，国际素食联合会（The International Vegetarian Union）在德国成立。目前，各大洲及国家都纷纷设有素食主义协会，或由营养师领导的素食工作组，为素食人群合理的膳食提供引导与帮助。

当下各种素食类型

1. 全素食（vegans or strict vegetarians）

最严格的素食模式。全素食主义者只食用植物性食物，不食用任何与动物来源有关的食物。除食物以外，多数全素食主义者也不使用与动物来源有关的衣物，如动物皮制成的皮衣、皮包等。

2. 奶素食（lacto-vegetarians）

奶素食主义者不食用禽肉、海鲜类等动物性肉类，同时也不食用蛋。但会食用牛奶、芝士等乳制品。

3. 蛋素食（ovo-vegetarians）

蛋素食主义者不食用禽肉、海鲜类等动物性肉类，也不食用牛奶、芝士等乳制品。但是会食用蛋。

4. 奶蛋素食（lacto-ovo-vegetarians）

奶蛋素食主义者不食用禽肉、海鲜类等动物性肉类，但会食用蛋与乳制品，如牛奶、芝士、奶油等。

5. 半素食（semi-vegetarians or partial vegetarians）

半素食主义者会食用少量的禽类与海鲜类食物，也可能会食用蛋和乳制品。大部分半素食主义者基本不食用牛、羊、猪等哺乳动物。一些半素食主义者是因为宗教信仰的原因，比如不能食用猪、牛肉等，或不能食用带壳类海鲜。

6. 鱼素主义（pesco-vegetarians or pescatarian）

鱼素主义可以看作是半素主义的一种，不食用禽肉类等动物性食物，但会食用鱼、虾等海鲜类食物，也可能会食用蛋和乳制品。

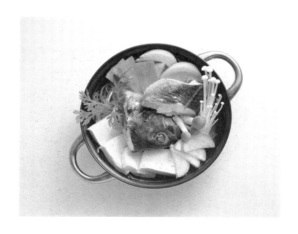

7. 生素食主义（raw veganism = veganism + raw foodism）

生素食主义，顾名思义是将全素食主义与生食主义相结合。生素食主义者在不食用任何与动物来源有关的食物的前提下，不对食物进行加工或超过47℃的加温，提倡让食物保留在最天然的状态。相比于其他素食主义,生素食主义者人数很少,能查阅到的资料也较少。

　　除了纯素食主义者和生素食主义者外,其他的素食主义者可从蛋、奶、鱼等获得丰富的蛋白质。因此,纯素食主义者和生素食主义者在日常生活中要保证植物性蛋白的多样摄取。尤其是一些植物蛋白的氨基酸含量低,会认为是不完整的蛋白。但将两种或多种来源的植物的蛋白质结合在一起,就可以构成完整的蛋白质。这些蛋白质称为互补蛋白质。补充蛋白的一些例子是全麦面包和花生酱或燕麦粥和杏仁奶。

　　在纯素食中,豆腐等大豆产品是最丰富的蛋白质来源之一。其他推荐的蛋白质来源包括扁豆、鹰嘴豆、花生、杏仁、螺旋藻、藜麦等。

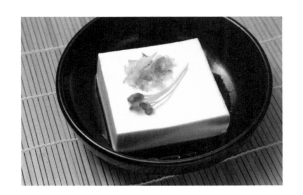

乳 制 品

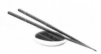

乳制品种类你知多少？

乳制品是钙和优质蛋白质的重要来源，所以提高奶类食物的摄入可大大提高钙与优质蛋白质的摄入量。《中国居民膳食指南（2016）》中也建议每人每日应摄入适量乳制品，约300毫升。

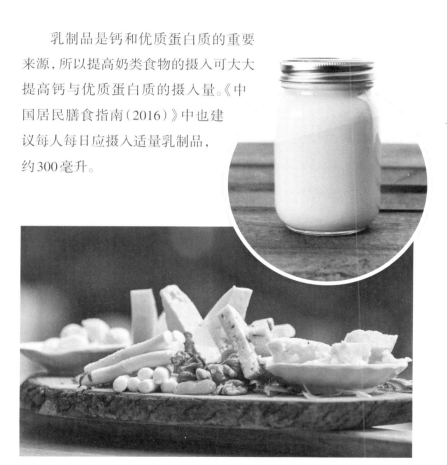

中国的《乳制品企业生产技术管理规则》对乳制品的分类

- 液体乳类：牛奶、羊奶、酸奶等。
- 乳粉类：全脂奶粉、脱脂奶粉、婴幼儿配方奶粉等。
- 炼乳类：全脂无糖炼乳（淡炼乳）、全脂加糖炼乳、配方炼乳等。
- 乳脂肪类：奶油、稀奶油、无水奶油等。
- 乳酪类，也称芝士。
- 乳冰激凌类。
- 其他乳制品类：干酪素、乳糖、乳清粉、浓缩乳清蛋白等。

奶制品中重要营养素

- 钙：人体中99%钙质存在于骨骼与牙齿之中。奶制品中有丰富的钙，对提高骨密度，减缓骨质疏松有重要作用。
- 蛋白质：优质蛋白质，主要由酪蛋白（casein，占80%）和乳清蛋白（whey protein，占20%）组成，可以为身体提供能量，预防龋齿与防治骨质疏松。
- 维生素D：可以增强人体免疫系统抵抗力，并帮助钙的吸收。
- 乳糖：促进钙、铁、锌等矿物质等吸收。

为什么超市中的一些牛奶不需要冷藏？

市场上销售的液态奶分为两种消毒处理方式——超高温灭菌法和巴氏灭菌法

超高温灭菌法（ultra-high temperature instantaneous sterilization, UHT）是指在135 ～ 150℃,用4 ～ 15秒做瞬间灭菌处理。这个方法可以完全破坏其中可生长的微生物和芽孢, 使得处理并密封包装后的鲜奶可以在常温下长期保存, 但若开封后未食用完也必须密封然后低温冷藏。我国超市货架上销售的常温液态奶都为超高温灭菌法。

巴氏灭菌（Pasteurization）奶在中国的销售相比于超高温灭菌奶要少得多。巴氏灭菌的方法是将鲜奶加热至68 ～ 70℃,并保持此温度30分钟, 因为这个温度和时间可以去除鲜奶中各种

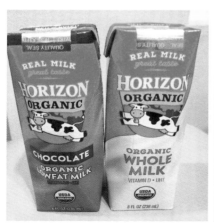
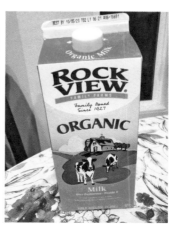

生长型致病菌,灭菌效率可达97.3% ～ 99.9%,剩余则基本为对身体有益的乳酸菌。30分钟过后鲜奶需急速冷却到4 ～ 5℃,处理后的鲜奶必须低温冷藏(4℃)。因此对输送及保存的低温有严格要求。

所以,一般在超市常温货架上的是超高温灭菌奶,在冷藏区的则是巴氏灭菌奶。但为了保证奶的饮用安全,不论是常温奶还是低温奶,打开后都应立即使用。若无法立即使用完,则须马上密封后冷藏。

乳糖不耐受（肠胃不适）怎么办？

有时您是否会有这样的困惑:就算饮用了新鲜安全的牛奶,也会引起胃胀、腹痛等肠胃不适的反应。如果这一现象经常出现,也许是因为你对乳糖的耐受力较低。你只要了解乳糖不耐受的原因,找到适合自己身体的乳制品摄入方法,就可以改善这一现象。

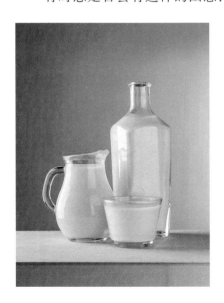

牛奶、奶酪等乳制品中含有丰富的乳糖。乳糖需要特定的乳糖酶来进行消化。乳糖不耐症是由于乳糖酶分泌

较少，不能完全或高效消化分解奶制品中的乳糖所引起的肠胃不适。

成年人的乳糖不耐症广泛存在于世界各个人群，其生理原因是因为人在幼年哺乳期之后，人体中的乳糖分解酶会随着年龄的增长逐渐减少，属于正常现象（若发现婴幼儿在哺乳期内就对乳糖不耐受，需要及时到医院就诊）。研究表明，世界75%的人群对乳糖的耐受力会在成年之后大大减弱。因为不同地区和种族人进化时的饮食和生活习惯的差异，对乳糖的耐受力也不同。东亚地区人群体内的乳糖耐受力普遍较低，欧美人群对乳糖的耐受力相对较高。这也是为什么鲜奶、奶酪等乳制品在欧美地区的食用量更高的原因之一。

但是不要因为乳糖耐受力低而完全避免摄入乳制品，这会造成该食物种类营养的缺失。对于乳糖不耐受人群，可做下列选择：

- 酸奶。鲜奶发酵后，部分乳糖已分解成乳酸，所以仍然可以尝试使用。
- 无乳糖（lactose free）奶或低乳糖奶。例如市场上的营养舒化奶，舒化奶已将奶中大部分乳糖预先分解成易于吸收的葡萄糖和半乳糖。

另外是合理选择饮用的时间，尽量不空腹饮用，尝试少量多次。虽然成年人的乳糖耐受力普遍较低，但研究表明，乳糖耐受力低的人每天少量摄入乳制品（230毫升内）是属于健康范围内的。

最后需注意的是，乳糖耐受力低完全不同于对牛奶蛋白过敏。若你被确诊为对牛奶蛋白过敏，则应避免饮用牛奶。

喝酸奶有什么好处？

同样作为乳制品，但酸奶与鲜奶风格迥异、口感分明。酸奶与鲜奶的主要区别是酸奶发酵后，部分乳糖已分解成乳酸，因此与牛奶相比，酸奶含有更低量的乳糖以及更多的 B 族维生素。

另外，你也许经常听到酸奶中有益生菌，能促进肠道健康。那什么是益生菌呢？它们保护肠道的原理又是什么呢？

益生菌是天然存在于我们肠道中的"好细菌"。多吃富含益生菌的食物如优乳酪，对我们的消化系统特别有好处。因为大部

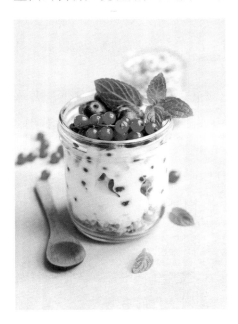

分食物在肠道中分解时，会释放乳酸，令肠道成微酸性，所以大部分益生菌被称为乳酸菌。益生菌活动于上消化道和下消化道，如结肠中，它可以在肠道中取代"不良细菌"，并抑制有害细菌的生长。益生菌对肠胃的整体健康非常有益处，可以增强免疫系统的功能。今日，益生菌已用作治疗多种肠道疾病，当中包括

便秘、肠易激综合征（irritable bowel syndrome, IBS）、发炎性肠道疾病（inflammatory bowel disease, IBD）。

益生元——"好细菌"益生菌的促进剂。益生元是一种选择性发酵而且不会被消化的物质，能刺激结肠中益生菌的生长。增加肠道中的益生菌不仅能保持肠胃的健康，还能抑制致病细菌的生长并有助于提高免疫能力。

合生素——益生元和益生菌两者的合成物。由于益生元是作为刺激益生菌生长的燃料，益生菌有助于重建肠道中的好细菌，两者的益处结合成合生素，对人体健康大有裨益。

除了这些好的益生菌，肠道中也有"坏的细菌"，如大肠杆菌、链球菌、葡萄球菌等，它们会分解食物残渣，排放各种毒素及有害物质，从而影响肠道的健康以及对其他器官造成伤害。口气、腹痛、腹泻、水肿等不适现象均是由这些有害细菌所导致。因为肠道温暖潮湿，而且还有源源不断的食物供给，是人体含微生物及细菌种类最多的地方，有不计其数的细菌占据了我们的肠道。所以健康膳食对保护肠道中的有益细菌、抑制坏的细菌有着十分重要的作用。

益生元和益生菌的食物来源

虽然在市场上有益生元和益生菌补充剂，但它们也是可以在天然的食物中摄取的，而且从天然食物中摄取的益生元和益生菌更容易被人体吸收和消化。

益生菌的主要食物来源是发酵过的乳制品（酸奶、发酵奶酪）。除此之外，它还存在于泡菜、豆奶、味噌等食物中。所以要是没有摄入足够的乳制品，也不用太担心益生菌的缺乏。益生元主要来源于芦笋、洋葱、大蒜、菊苣、香蕉、番茄、韭菜等。只要将含有益生元和益生菌的食物结合成一道菜，就能得到合生素。例如将大蒜和韭菜加入泡菜中；菊苣或芦笋作配菜；番茄配上奶酪；香蕉加豆奶做成奶昔；乳酪中加入香蕉等。

含益生元、益生菌和合生素的食物可以促进肠道健康，提高人体免疫力。虽然目前科学研究对益生元和益生菌的其他好处尚未确定，但这些富含益生元和益生菌的功能性食品无疑为未来人类的健康带来了希望。最后要注意不要服用过多的抗生素，当服用抗生素时，应该同时补充益生菌。

植物奶可以代替牛奶吗？

常见的植物奶有豆奶、椰奶、杏仁奶、花生奶、燕麦奶等。

很多素食主义者，或对牛奶过敏的人群会选择用植物奶代替，频繁选择用植物奶代替牛奶的人群包括：

- 乳糖不耐受者。
- 对牛奶蛋白过敏者。
- 素食主义者。
- 动物、生态环境保护者。
- 偏好植物奶味道者等。

植物与牛奶的营养区别主要在以下方面：

- 相比于全脂牛奶，植物奶中水分比例普遍较高。

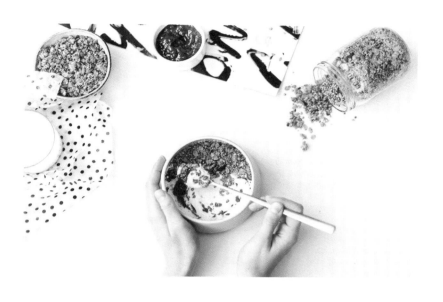

- 除全脂椰奶外，植物奶普遍脂肪含量较低，总热量较低，天然含糖量较低。
- 除豆奶以外，其他植物奶的蛋白质与钙含量普遍低于动物奶。

总体来说，同等质量的牛奶的营养素含量比植物奶高一些，但植物奶中不含牛奶中的乳糖及牛奶蛋白，给乳糖不耐受者和牛奶蛋白过敏者提供了更多选择。

对成人来讲，可根据自己的健康状况选择适合自己的奶制品。对于2岁以前的幼儿，研究表明不应该用植物奶代替牛奶。而对于2岁以上儿童，植物奶是否能完全代替牛奶的研究还在进行。加拿大的一项对5 034位儿童（年龄为2 ～ 6岁）的研究发现，食用牛奶对儿童长高的帮助比食用植物奶更显著，但进一步对原因的探究还需继续。所以有疑问时，请及时咨询注册营养师或儿科医生。

提高奶制品的摄入，你准备好了吗？

除了帮助补钙与预防骨质疏松外，食用奶制品还可以降低心血管疾病、高血压与糖尿病的风险。中国居民对奶制品的摄入量相比于其他国家是较低的。若要提高奶的摄入量，建议每天食用300克奶类制品：

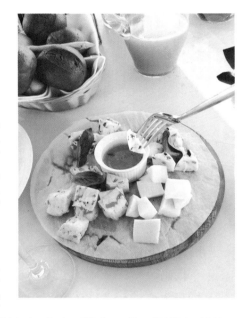

- 尝试多品尝不同的奶类制品。液态牛奶、奶粉、酸奶、奶酪各有不同的风味，家中可常备一些不同的奶制品。

- 饮奶的同时可以吃一些面包、饼干等淀粉类食物，有助于鲜奶的吸收。

- 睡觉前饮用奶效果更好，因为人体在睡觉时吸收钙时的能力最佳，而且奶中的色氨酸成分有助睡眠。

- 考虑体重管理或需减肥的人群，建议食用高钙低脂的奶制品。

- 坚持养成日日饮奶的习惯，可实行每日少量多次。

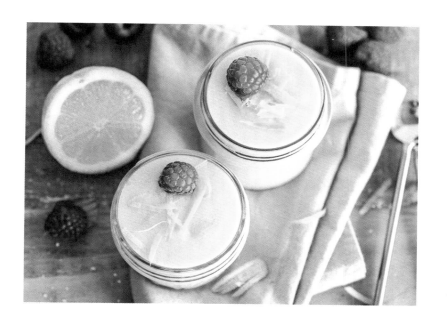

油 脂 类

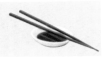

不少朋友会谈"油"色变，认为吃得油腻容易长胖，引起慢性心血管疾病，所以滴油不沾；而有些朋友爱吃油炸食品或者牛油火锅之类的高油脂食物，觉得无"油"不欢。到底油该吃不该吃，吃哪一种，怎么吃？我们来理一理。

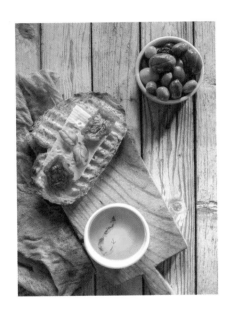

油脂怎么吃才健康？

我们的身体需要摄入适量油脂

油脂或我们所说的脂肪是三大宏量营养素之一，除了碳水化合物和蛋白质，油脂也是我们身体必需的营养素。油脂可以作为能量来源，我们身体会将多余摄入的能量转化为脂肪进行储存，而脂肪不仅可以作为没有食物时的能量储备，也可以为身体保温。另外我们身体所需的油溶性维生素如维生素A、D、E、K都需

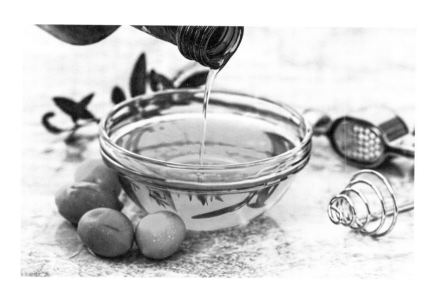

要油脂来帮助吸收。脂肪酸还有重要的生理功能，在必需脂肪酸（EFA）缺乏或者失衡的情况下，我们的身体机能也会随之受到损害。人长时间不吃油的最明显的后果就是皮肤干燥，容易导致一些维生素和必需脂肪酸的缺乏，造成不良后果。而油脂摄入过多的后果大家都比较清楚，除了容易增加能量摄入而长胖外，另外由于摄入过多饱和脂肪酸和反式脂肪酸等或会引起高胆固醇。但是对于某些癫痫病人来说，专业指导使用的生酮饮食，即一种高脂肪、低碳水化合物加适量蛋白质的饮食结构，则能帮助管理癫痫发作。因此，除非是特殊疾病需要改变脂肪的摄入量，一般健康人群都应该在饮食结构中加入适量的油脂来达到平衡膳食。

营养师的建议

健康地摄入油脂：

- 脂肪摄入量应占每日热量的20% ～ 35%，如对于每日热量摄入为1 500千卡的人来说，总脂肪摄入量应为33 ～ 58克。一茶匙油相当于5克油脂。
- 用不饱和脂肪酸代替饱和脂肪酸，减少椰子油、棕榈油、黄油、牛油、猪油等的摄入量。
- 定期更换使用不同的食用油，选用含不饱和脂肪酸高的植物油，如亚麻籽油、芥花油、花生油、葵花籽油、橄榄油等。
- 避免食用含有反式脂肪酸的食物，减少食用加工制品、快餐和油炸食品。
- 适量增加坚果的摄入。
- 适量增加鱼类摄入，如三文鱼、沙丁鱼等奥米加-3含量高的鱼类，也可以考虑补充鱼油。

反式脂肪是什么？

反式脂肪不是人体所需要的营养素。食用反式脂肪将会提高罹患冠状动脉心脏疾病的概率，因为它可使低密度脂蛋白（"坏胆固醇"）上升，并使高密度脂蛋白（"好胆固醇"）下降。《新英格兰医学期刊》于2006年刊登了一份反式脂肪相关研究的总结报告，指出只要摄取极低量的反式脂肪，就会大幅提高得冠状动脉心脏疾病的风险。在长期多对象医学研究"Nurse Study"中，研究者在14年期间发现参加该研究的十二万名护士中发生了900次冠心病发作的相关事件，并统计出相对于从碳水化合物取得热量，每增加

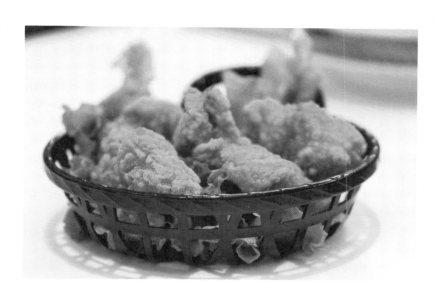

2%的反式脂肪的热量摄取，冠心病的风险就会增加1.94倍（增加15%的饱和脂肪酸摄取才会得到类似结果）。

摄取反式脂肪的建议

中国卫生健康委员会建议：每天摄入反式脂肪酸不应超过2.2克，过多摄入会有害健康。反式脂肪酸摄入量应少于每日总能量的1%。在美国并没有分量建议，因为人体并不需要反式脂肪。

反式脂肪是从哪里来的？

- 反式脂肪是在油脂的加工或烹调过程当中产生的。液态的油脂含各种"不饱和脂肪酸"。用180℃以上的温度长时间加热，如油炸、油煎等过程当中，都会产生反式脂肪。加热的时间越长，产生的反式脂肪就越多。

- 食物包装上一般食物标签列出成分如"代可可脂""植物黄油（人造黄油、麦淇淋）""氢化植物油""部分氢化植物油""氢化脂肪""精炼植物油""氢化菜油""氢化棕榈油""固体菜油""酥油""人造酥油""雪白奶油"或"起酥油"，即含有反式脂肪。

营养师的建议

如何降低饮食中的反式脂肪？

- 用新鲜的油脂，少高温煎炸，多吃凉拌炖煮菜，自己在家做新鲜的饭菜，少吃各种加工食品。
- 不要过多食用含反式脂肪酸量较多的食品：代可可脂巧克力、奶油、黄油、蛋糕、调和油、固体汤料、威化、派、薯条薯片、泡芙、奶油面包、比萨、麻花及其他煎炸食品。

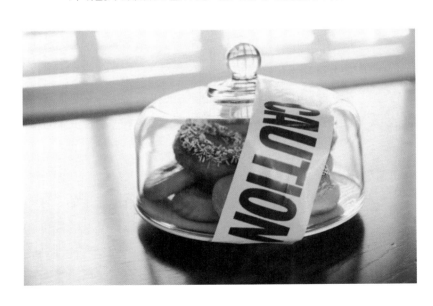

什么是"奥米加"脂肪酸?

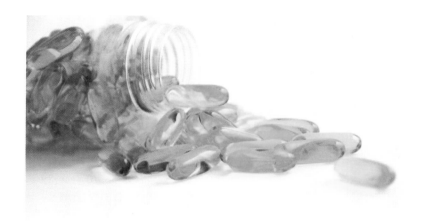

我们可能听说过多摄取"奥米加"(ω)脂肪酸(omega fats)可帮助防止心脏疾病、癌症和糖尿病,原来奥米加脂肪酸与肥胖的问题有直接的关系。

食物脂肪酸分为两种:饱和脂肪酸和不饱和脂肪酸。饱和脂肪酸在室温下是固体,例如牛油和猪油。不饱和脂肪酸在室温条件下是液体,而且相对比较健康,例如菜油和葵花籽油。不饱和脂肪酸分两种:多不饱和脂肪酸和单不饱和脂肪酸。奥米加-3和奥米加-6属于多不饱和脂肪酸,而奥米加-9则属于后者。人体能自己制造脂肪酸,但不能制造奥米加-3和奥米加-6脂肪酸。好在这两种脂肪酸是可以在食物中找到的,也是人体需要均衡吸收的营养素。但这两种脂肪酸对我们身体分别有着相反的影响。

奥米加-3脂肪酸的主要功用是维持细胞的完整和健康。它也能帮助身体减轻炎症以预防疾病。三种主要的奥米加-3脂肪酸是二十碳五烯酸（EPA）和二十二碳六烯酸（DHA）（能在冷水鱼类体内找到，如三文鱼、沙丁鱼和鳕鱼），还有在菜油和果仁中可以找到的阿尔法-亚麻酸［ALA，是奥米加-3多不饱和脂肪酸（EPA、DHA）的合成前体］。奥米加-3能帮助减少甘油三酯水平，所以也可以作为保护心脏健康的营养补充品。研究显示奥米加-3脂肪酸是可以帮助减轻体重，更可以预防心脏疾病、癌症和糖尿病。虽然奥米加-3并没有每天建议摄取量，但是平均每天摄取250～500毫克的EPA和DHA才能发挥它的效用。

含奥米加-3脂肪酸的食物：多叶蔬菜、豆科植物、草饲的牛肉、猪和鸡、野生鱼类、含DHA或EPA的鱼油补给品。

奥米加-6脂肪酸则会令人体出现炎症反应。奥米加-6脂肪酸能在植物油如玉米油、葵花籽油和麻油中找到。它能促进大脑功能开发，肌肉生长和生产激素释放。然而，奥米加-6脂肪酸会抑制奥米加-3脂肪酸的好处，太多的奥米加-6脂肪酸会增加炎症。因为植物油在许多加工食品中使用，典型的西方饮食具有过多的奥米加-6脂肪酸而没有足够的奥米加-3脂肪酸。现时市面上含奥米加-6脂肪酸的食品比含奥米加-3脂肪酸的食品要多。很多加工制品的材料都含奥米加-6脂肪酸，使肥胖和慢性疾病的问题日益严重。因此为了保持健康，需要保持这两种脂肪酸摄入的比例为1：1。这就是为什么我们需要确保我们摄入足够的奥米加-3脂肪酸来平衡奥米加-6脂肪酸。

含奥米加-6脂肪酸的食物：大豆油、葵花油、棉花子油、玉米油、氢化油、玉米喂养牛、猪和鸡、饲养鱼。

　　奥米加-9脂肪酸是一种单不饱和脂肪酸，能在橄榄、果仁、种子和动物脂肪中找到。它可以帮助我们增加能量和改善心境。研究显示它能降低罹患心脏病和中风的机会但效果并不明显。我们的身体能制造奥米加-9，所以我们并不需要服用特定的奥米加-9脂肪酸营养补充品。

　　虽然每种奥米加脂肪酸都有自己的功能，但是我们要注意适量和按比例地摄取。

营养师的建议

如何增加摄取奥米加-3脂肪酸和减少吸收奥米加-6脂肪酸？

● 减少食用加工制品、快餐和含奥米加-6脂肪酸的食物和植物油（以上所提及的油）。

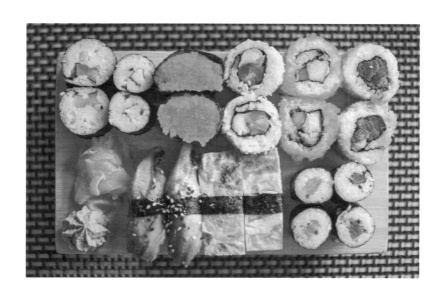

- 尝试开始食用含亚麻籽的全谷谷麦片代替加工谷麦片。
- 用橄榄油或芥花籽油自制沙律酱,避免用氢化油。
- 如你选择服用奥米加脂肪酸补给品,请选择只含奥米加-3DHA 和 EPA 的产品。

椰子油健康吗?

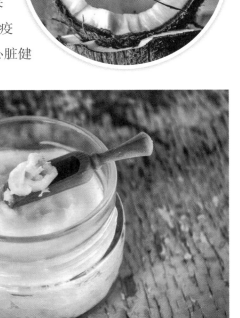

网络上的热门话题一度是椰子油。有部分研究指出,摄取椰子油可以带来多种好处,从减肥、改善免疫系统、缓解皮肤问题、有益心脏健

康、提高甲状腺机能、控制血糖，甚至是改善阿尔茨海默病等。

这是真的吗？

其实椰子油就与其他种类的油一样，成分包含不同链长（长链与中链）与不同结构（饱和与不饱和）的脂肪酸。但椰子油的特别之处在于它有高浓度的中链三酸甘油酯（MCT）。中链三酸甘油酯能被身体迅速代谢，因此也能稍微提高代谢速度。椰子油含有大量的饱和脂肪酸，特别是月桂酸。近期有研究认为月桂酸可以帮助降低血脂和胆固醇。

拥护椰子油的人利用这些特点来宣称以上那些功效。举例来说，因为中链三酸甘油酯确实有助于新陈代谢，就被宣传为有利减肥。然而目前我们对中链三酸甘油酯在身体内新陈代谢的运作仍知之甚少，没有任何研究显示椰子油可以帮助减肥。因为椰子油对代谢效果帮助有限，所以几乎不可能单纯依靠椰子油来达成减肥目标。

关于椰子油的功能还有另一个故事，有一位儿科医师的丈夫在食用椰子油之后，阿尔茨海默病竟然迅速地好了。她公开了这个故事，引起了大众关注椰子油对阿尔茨海默病的疗效。然而，我们要再次强调，身体如何代谢中链三酸甘油酯才是导致椰子油神奇功效的根本原因。虽然中链三酸甘油酯与广受关注的阿尔茨海默病生酮疗法有关，但是吃一点椰子油能产生的生酮的浓度根本无法达到临床实验的效果。而生酮疗法在目前也只是处于实验阶段，尚无清楚的结论。

有研究发现摄取椰子油与高密度胆固醇（HDL）有关，但同时它也跟有害人体的高三酸甘油酯、高胆固醇有关。我们知道越多的优质胆固醇对心脏越好，但我们却不知道这个效益是否会超过三酸甘油酯与总胆固醇带来的风险。尤其这是在菲律宾进行的研究发现，那里的生活方式和工业化社会差异极大，并且椰子油原本就是他们日常饮食的一部分。

传统上，椰子油经常用在制作糕点、爆米花、部分南亚料理，以及替代奶类来制造相关的不含奶产品。当然，椰子油也与其他油品一样有很高的热量，没必要在烹饪时拿它来替代其他的油品，在日常饮食中刻意多吃点椰子油并没有什么好处。

但是一定要注意的是，与其他植物油相比，椰子油含有大量的饱和脂肪，摄取过多饱和脂肪对心血管是有害的。

我们还需要更多科学证据才能厘清椰子油的特性，就目前所知，或许椰子油没有我们想的那么糟，但它的功效仍不清楚。另外，我们也必须注意资讯来源的可信度，我们都知道网络或是大众媒体，并不是那么值得信赖，各种消息来源质量参差不齐，甚至部分网站本身就具有特定立场，媒体缺乏审查却又广为散布，他们很可能根据有限的研究或轶闻就把椰子油当成万灵丹，让健康资讯沦为打广告的载体。总之，椰子油的确切效用现在还言之过早，我们不能因为网络传言就信以为真，从而去改变自己的用油习惯。

盐 和 糖

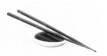

　　盐可以帮助我们带出美食的鲜味。如果没有盐,食物就变得淡而无味了。可是,盐的主要成分是钠,而摄取过量钠会增高血压,从而导致慢性疾病如心脏病和肾病等问题。钠的主要来源是加工食品,大多数罐头蔬菜、汤和调味汁会添加钠去增强味道和口感,并作为防腐剂。我们需要吃适量的钠,但我们摄入的钠比建议的限制(每天2 300毫克)更多。因此最好是选择低钠的食物。

　　随着人们对健康的意识愈来愈高,糖分也不知不觉成为不受

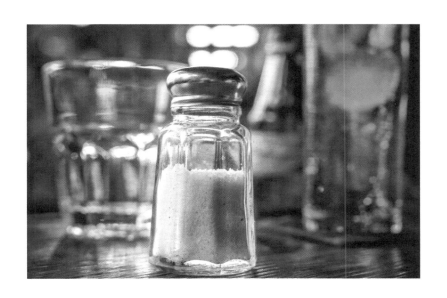

欢迎的角色。糖虽代表了"快乐"与"甜蜜"，但也随之代表了不菲的代价——多余的热量、腰间的脂肪，增加各种慢性疾病的机会，促进老化过程以及忍不住多吃甜品时的那种罪恶感。

加工食品也有好处吗？

大家可能都听说过加工食品有可能提高肥胖、高血压和 2 型糖尿病的患病率。但什么是加工食品？其实加工食品不限于零食、薯片和汉堡包。很多人都不知道，全麦面包、自制汤品或鲜榨果汁也属于加工食品。虽然我们应避免或限制某些加工食品，但我们可以把一些加工食品放在我们的日常饮食计划内，以提高营养。以下是如何去选择和分辨有营养的加工食品。

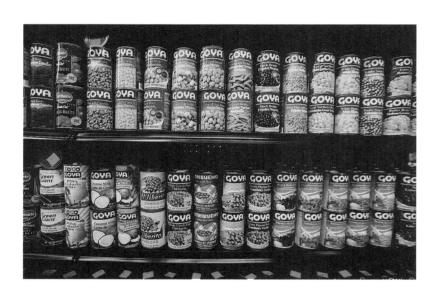

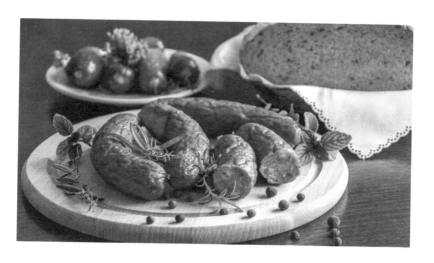

加工食品的选择分类

1. 可以选择

- 低程度加工食品。如袋装菠菜,切好的蔬菜和烤坚果等。
  加工的理由是方便顾客。
- 在食物最优质、最新鲜时加工保持营养和保存新鲜的食
  品,包括罐装豆类、西红柿、冷冻水果和蔬菜、罐装金枪鱼。

2. 限制选择

- 添加了增加香味和口感的成分(甜味剂、香料、油、色素和
  防腐剂)的食物,包括意粉酱、沙拉酱、酸奶和蛋糕粉。
- 即食食品。如饼干、速溶燕麦片、方便面和、食肉类(如烧
  鸭、烧鹅、烧肉、酱鸭)、腌制肉类和咸菜(咸鱼、腊肉、咸菜、
  咸蛋、皮蛋)等,曾经过高程度的加工处理。

3. 避免选择

- 最不健康的加工食品往往是冷处理或预制的餐点,包括冷

冻比萨饼和微波炉晚餐。

加工食品也可以对你的饮食有帮助。例如加入了钙和维生素D的强化牛奶、果汁和添加纤维的早餐谷物可以增加营养素的摄入。当没有新鲜水果时,水果罐头(装在水或果汁)是一个很好的选择。一些经过最少加工程序的食品,如预切的蔬菜替忙碌的人们节省时间。

1. 糖

"有机"和"天然"的食品可能添加了糖,无论它添加了高果糖、玉米糖浆或天然蔗糖,我们都需要将它们计算入添加糖的摄入量(应是热量需求的10%)。

糖不只是藏在加工糖果里。面包添加糖进去给它一个有吸引力的焦黄色调,意大利面酱和早餐谷物的含糖量更惊人。营养标签上的碳水化合物也包括奶和水果里的天然糖。我们应当去查看产品成分列表前两个或三个成分,看是否有添加糖,包括糖、麦芽糖、红糖、玉米糖浆、蔗糖、蜂蜜、果汁浓缩液。

2. 盐

大多数罐头蔬菜、汤和调味汁已经添加盐(氯化钠)去增强味道和口感,并作为防腐剂。我们需要吃适量的钠,但我们摄入的钠比建议的限制(每天2 300毫克)更多。钠的主要来源是加工食品,而只有20% ~ 25%是来自我们自己加入的盐。罐头蔬菜、汤和豆类包装加工能保持营养,所以我们不需要太避忌。但最好是选择低钠的罐头。我们可以先冲洗罐装豆类和蔬菜,这个简单的步骤能减少约40%的钠含量。

3. 脂肪

添加脂肪有助延长食品保质期和提升口感。反式脂肪会提高我们血液中的"坏胆固醇",同时降低"好胆固醇"。虽然它已经甚少在美国的加工食品内找到,但根据食品和药物管理局(FDA),产品只要有少于每份半克的脂肪就可以声称它具有零反式脂肪。所以即使一样产品声称它具有零反式脂肪,我们都应该检查成分列表,如果它包含部分氢化植物油,这仍意味着它包含反式脂肪。

如何巧妙减盐?

如果我们想预防高血压,就要控制钠的摄取量。建议的钠摄取量是2 300毫克(1茶匙的盐),而高血压患者或50岁以上人士则是1 500毫克。那我们应该用什么去代替盐而又能煮出好吃又有味的饭菜呢?以下是一些简单的代替品。

1. 代盐

代盐降低盐分吸收，但有些人会觉得代盐的味道太奇怪或苦苦的。钾含量高的人不建议使用。

2. 增强味道

尝试使用以下这些配料去代替盐：

- 香草（迷迭香、罗勒等）。
- 香料（辣椒粉、姜黄粉等）。
- 蔬菜（红椒）。
- 柑橘类植物（香橙或柠檬皮）。
- 有香味的蔬菜（菇、大蒜、洋葱、青葱、芹菜）。

3. 平衡味道

酸味能有助平衡一道菜的苦味，所以如果你觉得一道菜不太好吃，可以尝试加点鲜柠檬或一点水果醋。

4. 天然带盐分制品

- 中国黑醋（1汤匙含73毫克钠）。
- 营养酵母（2～3汤匙含5毫克钠）。
- 昆布（日本海带）或柴鱼片（干鱼片）。
- 低钠豉油（1茶匙含307毫克钠）。

5. 用酱汁

例如果酱、墨西哥辣酱和番茄酱、酸辣酱、糖煮水果、果汁去增加味道那就不必用太多盐了。

6. 使用腌料（干或湿）

用腌肉或鱼去代替盐。

7. 选择低盐食品

少食用钠含量高的加工食品,食用低盐坚果、低盐饼干等。

做个聪明的美食家,尝试以上方法去减少盐的摄取量吧!

为什么糖分是健康杀手?

我们为什么称糖分是健康杀手

- 糖分会抑制免疫系统:当摄入大量糖分,如一瓶可乐或糖果时,身体会抑制免疫系统抵抗疾病的能力。

- 糖分会促进炎症:进食含糖的食物会导致过度的炎症反应,这样会加快衰老和引发疾病。

- 糖分会抑制生长激素的释放;换句话说,糖分会促进老化。少吃糖会让你外表更年轻。

- 糖分促进糖化过程:糖化是蛋白质分子附上糖分子的过程,当这两个分子结合时,会在身体内形成一个混乱的结

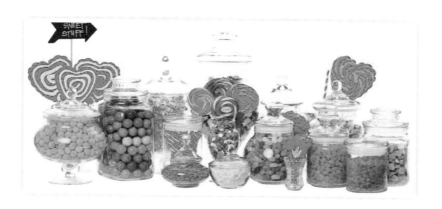

构。这样的结构会损害我们的器官，而且会产生有毒化合物 AGEs，AGEs 会加快自由基的产生，从而加快衰老。

- 糖分会提高胰岛素水平：当糖分进入人体后，胰腺会释放胰岛素来降低血糖水平。如果你经常摄入大量的糖分，会使胰腺不停地释放胰岛素，这样会令胰岛素失去敏感度，从而引发糖尿病。

- 糖分会导致体重增加和肥胖；含糖的食物和饮料大多高热量，而且没有饱腹感。这样很容易摄入过多的热量而导致体重增加，过胖也会增加患糖尿病的风险。

每天应摄入多少糖分

美国心脏协会已对我们提出新的挑战：女士每天摄入的添加糖分应限制不超过 25 克（约 6 茶匙），男士则限制不超过 36 克（约 9 茶匙），而一罐可乐的糖分有 39 克（约 10 茶匙）。

你摄取过多的糖分吗？

北京的教育主管部门曾发出关于对中小学销售碳酸饮料的新禁令，试图改善学生的健康状况，已触发关于这项禁令有效性的热烈讨论。在美国的一些州，学校销售碳酸饮料的禁令已进行了一段时间。研究发现，这有助于减低学生对含糖饮料的摄取量，从而降低学生的卡路里摄取量，有助于预防肥胖。

根据美国国家癌症研究所的资料显示，我们日常所摄入的糖

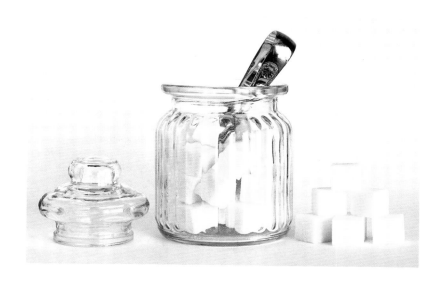

分，约占一半（46%）是来自碳酸饮料（汽水）、运动饮料和其他含糖饮料。另外，蛋糕、馅饼、曲奇等烘焙食品的含糖量也占不少；如粟米片等谷物早餐的含糖量也仅次于糖果的含糖量。

你知道一般的饮料中含有多少糖分吗？

1. 饮料

- 1罐12盎司（约350毫升）的可口可乐有153卡路里（1卡路里=4.19焦耳），39克糖（约10茶匙）。

- 1瓶星巴克星冰乐（Starbucks Frappuccino）有253卡路里，45克糖（约11茶匙）。

- 1罐红牛能量饮料（Red Bull）有150卡路里，39克糖（约10茶匙）。

- 32盎司（约946毫升）的佳得乐（Gatorade）有224卡路里，

56克糖（约14茶匙）。

- 16盎司（约470毫升）珍珠奶茶有440卡路里，52克糖（约13茶匙）。

- 16盎司（约470毫升）沙冰有260卡路里，64克糖（约16茶匙）。

2. 糖果

- 彩虹糖（Skittles）果汁糖一包（60克）有250卡路里，56克糖。

- 士力架（Snickers）巧克力一条（58克）有280卡路里，35克糖。

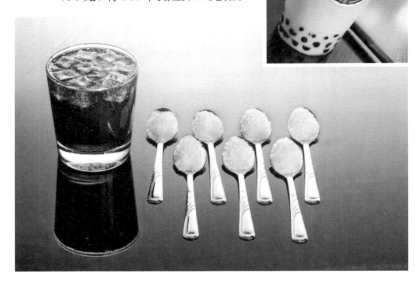

你知道吗？

每天少喝一瓶可乐，快速步行半小时，每星期就能减掉约450克，3个月就能减掉5公斤左右！

食品中有哪些隐藏的 "添加糖"？

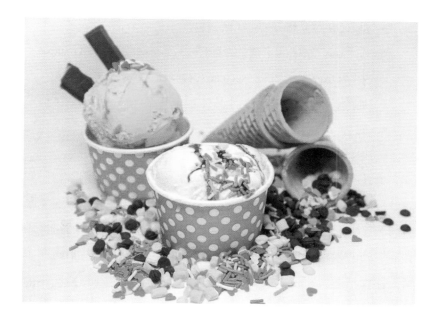

　　许多人有这样一个误区：吃蜜糖不会发胖。因此，他们就用蜜糖代替砂糖。事实上，就一汤匙而言，蜜糖的能量（64千卡）要高于砂糖（49千卡）。食品行业中有各种各样的甜味剂，所以很多人对不同形式的糖的热量有一定的误解，而且有超过61种不同名称的糖隐藏在许多食品中，包括汽水、糕点、干果，甚至吃起来并不甜的食品。

　　在本书中，你将了解到加工食品中添加糖的常用名称以及食物中含有的天然糖分与添加糖之间的差异。

食品行业中的常用添加糖

- 蜜糖。
- 糖浆：如高果糖玉米糖浆（HFCS）、米糖浆、枫糖浆、黑蔗糖浆。
- 糖：如原糖、椰子糖、红糖、转糖。
- 以"-ose"结尾的术语：如葡萄糖（glucose）、麦芽糖（maltose）、果糖（fructose）、蔗糖（sucrose）、右旋糖（dextrose）。
- 甘蔗：如甘蔗汁，甘蔗汁晶体。
- 糊精（dextrin）。
- 果汁：如果汁浓缩液。

为什么要担心食品中添加的甜味剂呢？从病理学研究中，我们发现糖的摄入与超重和肥胖症密切相关，而超重和肥胖症又是引起 2 型糖尿病的主要原因；并且摄取过量的糖分会增加血液中甘油三酯的水平，这也会增加患上心脏病的风险。根据 2015 年美国人饮食指南，添加糖实际上是空卡路里（empty calories），它指的是含高热量，却缺少营养价值的食物。垃圾食品中所含的添加糖和脂肪较多，因此这些食品的空卡路里含量更高。另外，添加糖在身体中的代谢吸收很快，从而导致血液中血糖水平快速上升。这与在天然食物如水果、乳制品和谷物中所含的天然糖分不同，因为它们同时提供有益于健康的蛋白质、维生素、矿物质、纤维素等，这也减缓了身体消化和吸收天然糖分的速度，因此有助于稳定血糖水平。

我们一天可以摄取多少添加糖呢？

根据美国心脏协会的建议，每日摄入的添加糖限额为男性不超过36克,女性为25克。所以,当你下一次去超市购物时,不妨看一下食物成分,通过营养标签尝试识别添加糖的来源与量。另外,市面上也有很多营养密度高的食品含有添加糖,例如早餐谷物片、乳酪(酸奶)、果干、燕麦棒等。通过认识和比较不同食品中的添加糖以及其他营养素,能帮助你更好地选择更符合个人热量和营养需求的食品。

如何健康地食用蜂蜜?

蜂蜜是一种人类自古至今依然在食用的食物。在不同国家的文化中,蜂蜜会被用作药物的一种。蜂蜜的特性包括:

- 70% ~ 80% 糖分;大部分为果糖和葡萄糖。

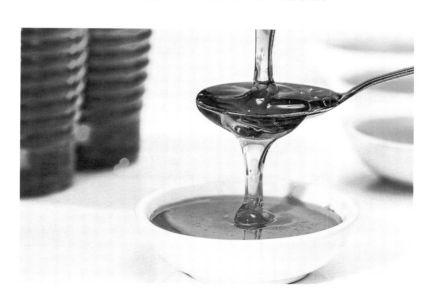

- 容易被人体吸收。

- 含有各种抗氧化剂、微量的维生素和矿物质。

- 有抗菌和愈合伤口的特性。

用处

蜂蜜的用途很广泛。很多人把它作为止咳和治疗上呼吸道感染的药物。但是1岁以下的婴儿不宜食用蜂蜜，因为会有肉毒杆菌中毒的风险。一个简单的食用方法是将蜂蜜添加到茶里，对喉咙有舒缓的效果。你也可以加入一片橘子额外摄取维生素C。其实偶尔咳嗽并不完全是坏事，因为它有助于清除气管中的黏液。

蜂蜜的另一个用途是作为能量食物。通常一汤匙蜂蜜能提供17克碳水化合物，比白砂糖与黑糖含更多的糖分（15克）。所以当糖尿病患者利用蜂蜜来代替颗粒白糖或黑糖时，应留意当中的碳水化合物和卡路里数值。由于蜂蜜提供的碳水化合物能有利于运动员于运动前后摄取，可以作为能量添加剂。食用方法如将蜂蜜混合于水中、将蜂蜜涂于面包上、制作花生酱蜂蜜三明治或直接食用蜂蜜。现今的蜂蜜更有多种口味供选择，如巧克力蜂蜜、玫瑰蜂蜜、肉桂蜂蜜。

提示：当摄入大量蜂蜜时，应注意蜂蜜与药物的抗衡性。其中之一风险是出血，当同时服用抗凝血剂或抗血小板药物，如阿司匹林、香豆和氯吡格雷时，因为蜂蜜会抑制血小板聚集，使血液凝结时间增加。同时摄取蜂蜜与草药补充剂银杏精，也被认为会增加出血的风险。蜂蜜是由花粉制成，如果你对花粉过敏，可能引起过敏反应，应避免食用蜂蜜。

蜂蜜的种类

市面上有许多不同类型的蜂蜜,其颜色、味道、香气各有不同,因为蜜蜂会从不同的花朵中采集花蜜。单在美国,蜂蜜的种类已超过300种。大部分市售的蜂蜜是苜蓿蜂蜜和蜂蜜的混合物。然而,网上能找到更多不同品种的蜂蜜,你也可以从当地的蜜蜂种植场购买,例如:

- 四叶草蜂蜜:在美国常见销售的蜂蜜。一般味道温和,但根据不同的地理位置和四叶草的来源,蜂蜜的颜色会因而变化。
- 麦卢卡蜂蜜:生产于新西兰,较常使用在皮肤上。
- 紫花苜蓿蜂蜜:味道和香气较清淡、温和,适合用于奶油或乳制品上。
- 荞麦蜂蜜:产于美国及加拿大东部。味道较浓厚和丰富,而且比其他蜂蜜含较多抗氧化成分,适合用于香料焙烤食品中。

除了各种蜂蜜,蜂蜜生产商也会生产蜂蜜的混合物,他们会混合不同类型的蜂蜜,从而创造出独特的味道和颜色。

如何选择蜂蜜?

目前,有3个认证的抗菌量度制度:UMF(唯一麦卢卡因子),NPA(非过氧化物活性)和氧化镁(methylgloxal等级)。最常见的就是UMF。UMF蜂蜜等级会告诉你蜂蜜中非氧化抗菌水平。UMF等级用"+"表示其中的因素比原来的数量高。含至少10 UMF的蜂蜜被认定为是具治疗性的。高于10UMF的蜂蜜则会以

UMF蜂蜜或活性（active）蜂蜜出售。

麦卢卡蜂蜜比其他蜂蜜具有更高量的methylgloxal，它是一种抗生素成分，有助于伤口愈合。颜色较深的蜂蜜比浅颜色的蜂蜜具有较高矿物质含量。优良的蜂蜜应具有18%或更低的含水量。太高含量会使蜂蜜结晶。购买蜂蜜时也应要阅读食品标签，从而知道当中的成分。有些蜂蜜并不是100%蜂蜜，而会加入果糖、玉米糖浆和食用色素。

如何储存蜂蜜？

蜂蜜的存储是相当简单的。它们可以储存在室温（10～27℃）干燥的地方。最理想的地方可以存于厨房架上或橱柜中。偶尔你会看到蜂蜜结晶，由于水分或湿气进入到蜂蜜中或被贮存于寒冷的地方。如果将蜂蜜存于冰箱中，便会加速结晶。结晶的蜂蜜看起来有颗粒感，但不代表已变质。如果蜂蜜已结晶，只需要将蜂蜜罐子（拿起盖子）浸于温水中直到结晶消失。但是要注意不要用太热的水，因为过热的水会改变蜂蜜的颜色和味道。蜂蜜最好存储在玻璃瓶中，使蜂蜜能吸收水分和气味。尽量不要把蜂蜜存放于金属容器中，导致蜂蜜氧化。如果蜂蜜发出酸味，那就要扔掉。

蜂蜜烹饪小提示

当使用蜂蜜作为糖的替代品，尝试使用1/4茶匙蜂蜜代替1茶匙白糖。在烘焗食物中，每一杯的蜂蜜中加入半茶匙苏打粉能中和蜂蜜的酸性，在烘焗时，采用低温以防止变焦。

什么是寡糖？

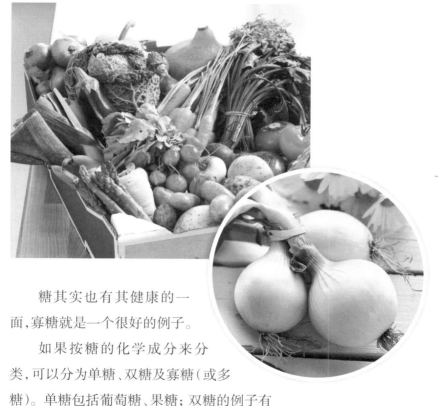

　　糖其实也有其健康的一面，寡糖就是一个很好的例子。

　　如果按糖的化学成分来分类，可以分为单糖、双糖及寡糖（或多糖）。单糖包括葡萄糖、果糖；双糖的例子有日常食用的蔗糖和奶制品中的乳糖。寡糖本身是由3～10个不等的单糖环组合而成，天然存在于各种植物中，但所含的分量不多。

　　由于拥有单糖的成分，所以寡糖本身带一丝淡淡的甜味。寡糖的甜味虽不及蔗糖，但它所含的热量比蔗糖低。您可能会问，寡糖既然比一般的糖含有数量更多的单糖,但为何其热量反而较低?

其原因藏在我们每个人的身体里——人体缺乏消化寡糖的能力。既然身体用不着,寡糖又为何对身体有益呢?

其实寡糖主要不是给人体使用,而是给肠道内的益生菌使用。它是益生菌的最佳食品,可促进益生菌在肠内增生,有益肠道健康。当它被益生菌使用时,过程中只会产生相当于蔗糖三分之一的热量。另外,它也有水溶性纤维的特性,能帮助吸收肠内毒素,增加粪便中的水分,并与益生菌配合,对改善肠道的健康很有帮助。

若想提高寡糖的摄入量,可多食用根茎类的植物性食物,如大蒜、洋葱、牛蒡、芦笋等。另外,大豆、牛奶及蜂蜜也是寡糖的天然来源。

第 **2** 部分

怎么吃可以享“瘦”？

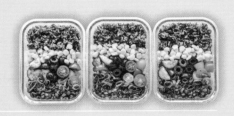

　　随着社会的发展、物质的丰富、食品工业与餐饮业的链条式增长，如何平衡好美味的诱惑，减少卡路里的摄入变得越来越有挑战性。但无论何时何地，平衡的饮食结构与合理的体重都对我们身体的外在（外貌）与内在（健康）至关重要。

　　本部分内容将以科学研究为依据，结合营养师的经验，从多角度向你提供饮食与保持身材的小提示。更会带你辨别一些常见的饮食与减肥的误区，教你如何从日常生活中吃得幸福、吃得享"瘦"！

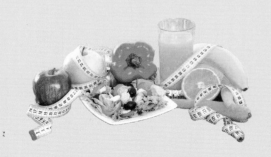

如何选择健康减肥计划?

- 每天摄取热量不少于1 000卡路里,除非在医生或注册营养师的监察下另做安排。
- 每周减肥不多于1公斤。
- 餐单应该比例协调,均衡营养,热量主要来源是碳水化合物(55% ~ 65%),脂肪(20% ~ 30%)和蛋白质(15% ~ 20%),还要顾及其他营养的吸收。
- 可自由选择食物配搭,餐单上的食物也可在市面选购。
- 有合资格专业人员,如注册营养师提供饮食和运动指导。
- 注意建立良好的饮食习惯。

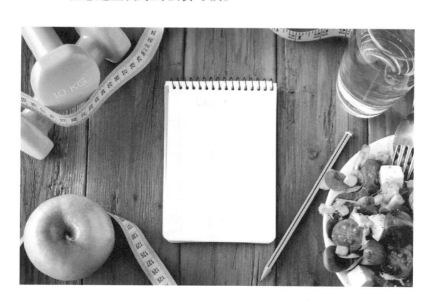

- 提供适当辅导和跟进。
- 价钱合理。
- 减肥计划应包括适量运动及改变致肥的不良习惯及行为模式。
- 谨记减肥没有捷径。

"幸福体重"还是"健康体重"？

我们绝大多数人都比20年前的自己更重了。我们的实际体重增加了，腰围变大了，同时我们自己认为的理想体重也随之增加了。美国最近一项民意调查显示，60%的被调查者认为自己的体重是合适的，这刚好等于美国人的肥胖率。那么什么是"幸福体

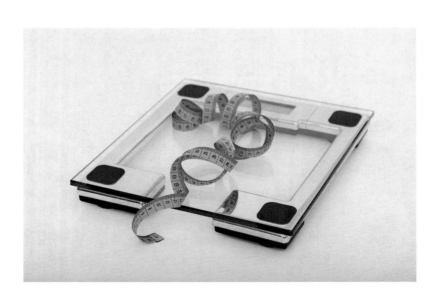

重"和"健康体重"呢？它们比你认为的"理想体重"更接近，还是更远呢？

超重是不健康的吗？

2013年，美国医学协会杂志的一项研究报告提出并证明了超重并非不健康这一观点。报告表明，超重30磅的人不太可能会比正常体重的人更早死亡。之后对报告的调查揭示了它的研究方法是存在缺陷的，事实上，"幸福体重"并不健康。更重要的是，近来的研究表明，肥胖会导致很多严重的健康问题，可能会让你患上糖尿病、高血压、阿尔茨海默病和癌症等疾病。举个例子，如果女士们在二十多岁到五十多岁中的任意十年因为肥胖导致衣服变大一个尺码，那么她们绝经后患乳腺癌的概率就会增大三分之一。

这些与肥胖息息相关的健康问题，尤其是糖尿病等慢性疾病，可能会对你产生长期而深远的影响。这些慢性疾病并不只是持续几个月，而是会伴随你的一生。它会损害你的健康，给你的日常活动带来不便，让你在药物上或待在医院花费更多的钱，这些病危及的是你的生活质量。

不过，大多数人在踩上体重秤时都会感到"震惊"，有很多人很难相信自己居然有这么重。

如何开始实现健康的体重计划？

1. 了解你的BMI和腰围

身体质量指数（BMI）是基于你的身高和体重计算得来的。它是用来衡量肥胖程度。BMI的计算方式为体重（公斤）/［身高

（米）的二次方］。健康的 BMI 为 18.5 ～ 24，并且可以预测你得病的概率。但 BMI 并不是万能的，有时也会有些偏差：如果你肌肉发达，BMI 会夸大你的肥胖程度；如果你年龄较大，肌肉量较少，BMI 则会低估你的肥胖程度。BMI 只是你身体健康状况的参考。

与 BMI 相比，腰围可以更好地体现你的健康状况，尤其是对肌肉发达的人来说。你只需拿起一个卷尺，将它放到你的腰部，也就是肚脐的上方，就可以测量出腰围。如果你的腰围超过 80 厘米（女性）或 90 厘米（男性），那就该注意自己的身体健康了。

2. 忘记你的理想体重

有些医生甚至不喜欢提起理想体重。因为那太难实现了。事实上，即使是少量的减重也会对健康有很大帮助。7% 到 10% 的减重会极大地影响你的新陈代谢。一旦达到这个目标，实现更多的减重就会容易得多。小改变更容易坚持，而且日积月累，小改变也会带来大不同。

3. 永远不会太迟

随着年龄的增长，你的肌肉可能会萎缩。但是研究表明，即使当你 80 岁时，你也可以通过锻炼来增加你的肌肉并将体脂率保持在一个较低的水平。与此同时，你也会拥有更好的平衡性和稳定性来帮助您预防骨折。

如何越吃越瘦？

不少人有一种迷思就是认为减肥期间都要饿着肚子，而且只

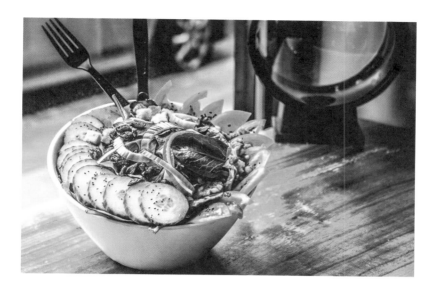

能吃份量很少的食物。这种想法其实是错的,不少研究显示减肥期间也能够吃得多和吃得饱,只要你懂得选择低热量密度的食物,就不用担心体重会不断增加!

在一项研究71名肥胖妇女的饮食习惯当中,她们一部分在半年内吃份量大但低热量的食物,而另外一部分的女性则减少脂肪的摄取量。结果显示,那些吃低热量密度食物的女性减掉的体重比控制脂肪摄入量的女性要多,而吃低能量密度食物的女性摄入的食物总量是更多的。所以,只要选对食物,就会让你愈吃愈瘦!

如何挑选低热量密度的食物?

- 含水量高、纤维高的食物:含水量愈高的食物,通常热量都较低,例如蔬菜、浆果(草莓,蓝莓);含有高纤维食物,例如扁豆、毛豆、燕麦片等,能增加饱腹感。

- 低脂食物：多选择瘦肉和低脂奶制品，限制高脂的酱汁和调味料，减少热量的摄入。
- 减少糖分：含糖饮料如汽水和能量饮料大多含有高热量，而且没有饱腹感。
- 多选择"含空气食物"：选择会膨胀的零食，如原味爆米花。"含空气食物"能增加食物的分量，让你有更多的饱足感。

如果你正在减肥，你可以喝酒吗？

啤酒和汽水往往是餐桌必备品。对于节食者来说酒精是能免则免的，大多数啤酒和酒类每5盎司（1盎司=28.35克）就含有

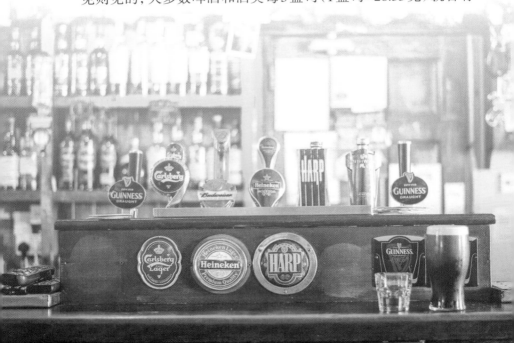

120 ～ 140大卡（1大卡=4.19千焦耳），偶尔享用一下也是可以的。当然如果你是心脏病患者、孕妇或者尝试怀孕的人，或者正在服药期间便不应该喝酒。

在夏日，人们喜欢通过边吃烧烤边喝啤酒，或者边看球赛边喝啤酒来放松自己。但是请注意一瓶或一罐啤酒相当于一瓶常规可乐或者是一盘意大利面——大约是140卡路里或13克碳水化合物。所以如果你想减掉你的啤酒肚，你应该考虑尝试喝低卡路里啤酒。

轻啤酒通常比常规啤酒少含1/3的卡路里。啤酒公司推出升级轻度啤酒，最少的卡路里是每瓶12盎司含64卡路里，比常规少40%卡路里。如果你每天喝一杯啤酒或者轻度啤酒却不通过运动去消耗多余的热量，你将每月分别积累15磅脂肪和7磅的脂肪。也就是说无论你选择常规啤酒还是轻度啤酒，你需要注意选择合理的额外运动量去避免产生啤酒肚。如果你是一个80公斤的男性，那就意味着你每天要多走路17分钟，从而消耗你每喝一瓶的12盎司的常规啤酒带来的多余的热量。

如果你想减肥，你还需要尽量避免喝鸡尾酒。酒精混合饮料比果汁、可乐和糖浆增加的热量要多得超乎你的想象。你可以使用无糖饮料来混合酒精来减少卡路里，然而没有这些添加的糖分，酒精将会更容易被吸收到血液里。

许多研究表明适量的红酒可以降低中年人的心脏病。红酒富含抗氧化物和黄酮类（来自葡萄籽），他们可以帮助提高高密度脂肪酸和预防心脏病。那么你每天应该饮用多少红酒有益身体健康呢？美国饮食指南表明女性每天限一杯红酒，男士一天两杯（它也建议一个星期中应该有至少两天不要摄入酒精）。一杯的含量是指12盎司常规的啤酒，14盎司轻度啤酒（4.2%酒精含量），5盎司红酒（12%酒精），或者是1.5盎司的白酒（80度）。以上所指的酒类都含有14克的酒精。每克的酒精含有7卡路里。

当然，如果你从不喝酒，那么我们并不建议你开始喝酒。因为还有其他许多方式来提高血液中的高密度脂肪酸和保护心脏。过量酒精是已知的致癌物，也会导致肥胖、高血压、高胆固醇、中风、心脏病、肝硬化，甚至性无能。酒精往往会刺激味觉和减少自控力，当你在执行你的减肥计划的时候，这使你更难对美食的诱惑说"不"。

为什么我不能成功减肥？

如果你在减肥期间觉得进度停滞不前，你可尝试问自己这十个问题。

- 你是否没有保持填写饮食日记的习惯？
- 你是否忽略了早餐或每天只吃1～2餐？
- 你是否忘记每天要进食至少五份蔬果？
- 你是否在觉得八成饱后还继续进食？

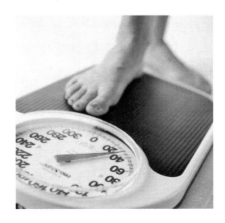

- 你是否吃饱后总是立刻坐下？

- 你是否忘了每天运动或急步走30分钟？

- 你吃晚饭距睡觉的时间不到3小时？

- 你吃饭时有否分心（如发短信、看电视、看书、工作等）？

- 你是否觉得自己在一周内辛苦节食所以要在周末大吃大喝来奖励自己？

- 你的减肥餐是否忽略了一些主要营养素（如碳水化合物）？

如果你多数回答"是"，你减肥就相对较难，因为这些都是一些有机会使你发胖的原因。减肥成功的要诀是要建立可行的目标和明确的计划去改变日常使你发胖的陋习。

如果你对自己体重不满意和减磅期间感到困难，你应考虑寻求专业人士例如医生或营养师的帮助。

什么是情绪化饮食？

——心情不好会变胖吗？

情绪化饮食是指把就餐作为抑制或缓解不良情绪的一种方式。压力、焦虑、悲伤、生活单调、愤怒、孤独、人际间交往障碍和自尊心不足等都可刺激情绪化用餐。情绪化饮食会让人出现饮食过量、超重和内疚感。

情绪化饮食的症状

- 如果你在不开心、生气或压力大的时候，食量会比平常大。

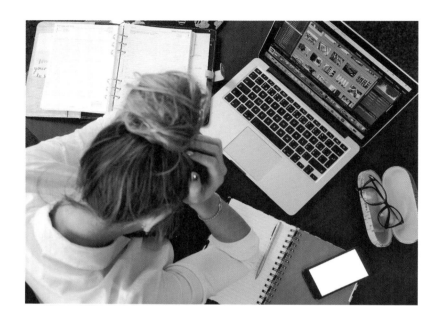

- 如果你吃东西只为了用食物来安慰自己,而非感觉饥饿。
- 如果你暴饮暴食后感到有罪恶感,却令你吃得更多。
- 如果你过度热衷于吃的方面。

情绪化饮食发生在不少人身上,尝试以下的方法或可帮助你脱离情绪化饮食

- 当你感到饥饿时,注意你那时刻的感觉,并将之记录在你的饮食日记中。
- 注意哪一种情绪下会令你吃的更多:无聊? 幸福? 愤怒? 压力? 发现并记录下来。
- 寻找非饮食的方法来替换饮食释放情绪:例如有压力时,尝试找朋友倾诉、听音乐、跳舞等来代替进食。

- 情绪是突如其来的，所以你需要做好准备。当感到压力大或沮丧时，不要利用零食和甜点来减压。相反，要学会利用正确的方法来舒缓压力。

以下几种方法都能有效舒缓紧张的情绪和压力

- 与关心你的朋友倾诉或发短信。
- 阅读朋友寄给你的旧电邮或旧信件。
- 整理衣橱。
- 祈祷或沉思。
- 画画。
- 惯用右手者，可转用左手工作，或将手表戴在另一只手，这样能以新的角度来看待你的烦恼和忧虑。
- 跳舞。
- 深呼吸5次。
- 阅读儿童读物。
- 写下适合你的减压方法，与其他人分享你的方法。

减肥补充品有效吗？

随着医药技术的进步，市面上的减肥补充品越来越多。这些补充品大多都标榜为可燃烧脂肪或抑制食欲。但有不少产品都可能具有有害身体的副作用。同时，要记住产品标签上所标的"天然"并不代表"安全"。

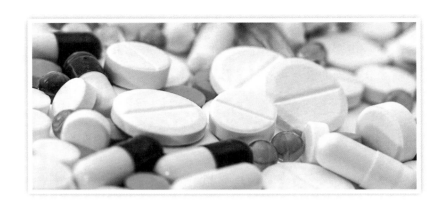

　　据国家药品中心表示,研究人员已对可能有助减肥的食物补充剂做出研究,包括奥米加-3脂肪酸、鱼油、壳聚糖、绿茶提取物、草药、苦橙提取物。以上食物补充剂都没有减肥效用,而且都有不良反应。

　　美国食品药品监督管理局禁止商家销售任何含有麻黄的减肥补充剂,因为曾经有用户食用含麻黄产品后引发心血管并发症。目前市场上,很多"不含麻黄"的补充剂其实都具有类似的不良反应。这些补充剂往往含大量的咖啡因或草药成分,如含咖啡因的瓜拿纳,可引起心率加快或心律不正常。

　　如果你想实行减肥计划,应咨询你的医生或营养师。他们可以为你做的是:

- 评估你的体重和健康风险。
- 计算需要减去的体重。
- 帮助你设定可行而且安全的目标。
- 提供有关正确的减肥资讯,帮助你制订出更有效的减肥计划。

这些减肥方法有效吗？

从事减肥工作二十多年，见到坊间减肥方法层出不穷，但很多是噱头或抓准人们寻捷径的心理。什么睡觉可以减肥，不用运动可以烧脂，但真正有科学研究根据的，其实仍是要管好你的饮食及生活习惯。很多减肥方法助你在短期之内减体重，但减去的只是水分，并不是脂肪，而且减得快，体重回升也快。要有效而又长久地减去体重，应从日常饮食及运动着手，切记不要胡乱尝试对身体有危险的方法。

为你解构各种减肥方法的弊端

1. 食肉减肥（高蛋白饮食）

- 原理：不进食淀粉质，如饭、粉、面及面包，但可随意进食肉类、蔬菜。源自1970年代美国心脏科医生Dr.Atkins。
- 缺点：只是短暂的减磅效果，长期缺乏碳水化合物会引致脱水、皮肤粗糙、头痛、口臭、疲倦、令血脂、胆固醇上升。
- 持久力：由于戒吃碳水化合物后，体重会因水分流失而减轻，但逐渐地会因进食过多脂肪而回升。
- 意见：大量吃肉，长远会出现血液内的酮酸过高，破坏内脏机能，同时亦加重肾脏的负担。还有，肉类的蛋白质过量也会加速钙质流失。

2. 西药减肥

- 原理：降低食欲、收窄胃口，加速新陈代谢。

- 缺点：失眠、心跳加速、口渴。

- 持久力：有效的减肥药物需要长期服用。停药后，如果没有配合适量运动及均衡饮食，体重会迅速反弹。

- 意见：使用药物辅助进行减肥，必须有医生处方及跟进，同时须配合适量及均衡饮食，改变致肥的不良习惯及行为模式，加上适量运动，才可成功减去多余的脂肪，同时永久保持理想体重。胡乱地服食减肥药，不但不能减肥成功，而且会危害健康。

3. 减肥茶

- 原理：润肠通便、利尿、排出水分。

- 缺点：只可排出水分，令体重减轻，不能减去脂肪，长期饮用会导致肠胃失调。

- 持久力：减轻磅数后，因身体不能再缺水，体重不会下降甚至回升。

- 意见：减肥茶可以帮助消化，但食物消化后便会吸收，所以对减掉脂肪的作用不大，倘若饮茶太多则会对心脏造成影响及引起失眠。经常便秘的人往往依赖减肥茶中的轻泻成分，然而这会造成肠道蠕动逐渐减慢，那么减肥茶便再也起不了作用。

4. 推脂减肥/纤体疗程

- 原理：利用人手或仪器"推"和"捏"将脂肪组织"缩小"，疏通淋巴排出"水分"。

- 缺点：非常痛，价钱昂贵，必须定期重复纤体疗程，若不配合饮食控制，效果往往令人失望。

- 持久力：如不配合运动和饮食，纯粹依赖"掐脂"和"推脂"是不能成功减肥的。

- 意见：掐脂和推脂可以刺激淋巴系统，将额外的水分排走，令细胞组织缩小，产生明显但非常短暂的"瘦身"效果，即使用很大的力度去掐脂和推脂，都没有可能将脂肪分解或燃烧，整体脂肪并没有减少，当补充水分后，便会回复原形。利用仪器刺激肌肉运动，可短暂性地令肌肉收紧，但真正的脂肪并未被燃烧或排出体外，故身体停止疗程后，脂肪体积依然膨胀，肌肉再度松弛。

5. 减肥抽脂手术

- 原理：利用真空吸力，把局部多余脂肪抽出。

- 缺点：可能引致伤口发炎、刺痛，皮肤淤青松弛，手术后必须穿着压力衣，数星期后方可复原及可能留下瘢痕。

- 持久力：长远来说，手术后必须配合运动及饮食控制，方能维持效果。

- 意见：抽脂手术可以将局部多余的脂肪组织清除，但只适用于轻度肥胖患者，主要作用为塑形。也不建议一下子抽太多脂肪。手术后若不节制饮食，余下的脂肪组织亦会再度膨胀，前功尽弃。而且术后也会有伤口感染的危险，不建议用作减肥的手段。

6. 节食减肥

并不能长期地有效地减轻体重！因为长期过低热量的摄入会

致使身体会自然地转换到低消耗的模式，新陈代谢减慢，长此以往不能有效地保持或减轻体重，而且容易反弹。

你知道以下的轻松减肥小提示吗？

1. 订立小目标并且检查进度

订立的目标越容易，就越有可能达到。一旦你达到目标，你会更有动力来继续实行和坚持下去。例如每周逐渐减去1公斤比起一次性要减去10公斤更让人有动力去实行。记住要写下你的目标，并每星期检查进度。而且不要让外界的因素（如很糟糕的一餐或经历了很坏的一天）令你停止实行计划。

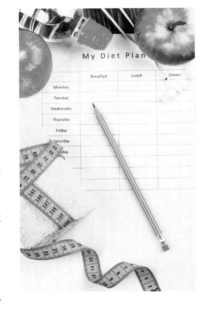

2. 判断是渴还是饿？

你的思维有时会将口渴和饥饿的感觉混淆。所以，有时当你感到饿时，实际上可能只是渴了。这时你可以喝一杯水分散自己的注意力，看看是否还觉得饿。如果还是感到饿，可以选择吃少于100卡路里的零食。在吃其他食物前，多选择水果、奶制品（如酸奶）或蛋白质的食物（如煮熟的鸡蛋）。

3. 注意"皮质醇"（放松心情，不要给自己施压）

皮质醇是当我们感到有压力时所释放的荷尔蒙。当皮质醇偏高时，会增加对甜食和碳水化合物食物的渴望，这样会导致暴饮暴食和持续的饥饿。偏高的皮质醇水平也会令大部分脂肪存积在腹部，这样会令更多的皮质醇产生，从而产生更多腹部脂肪。咖啡因会增加皮质醇，所以食物餐单中要去掉含咖啡因的饮料，如咖啡、茶、巧克力。充足的睡眠可以帮助减低皮质醇。当我们没有得到足够休息，皮质醇水平会上升，使我们更容易有饥饿感，而且更难从食物中得到饱足感。

4. 不要放弃你所爱的食物

如果你喜爱饭后甜品，不要刻意在餐单中剔除它。相反，享受完健康的一餐后再享受少量的甜品。慢慢地品尝，细细地品味会令你更有满足感。

5. 注重健康的生活习惯

注重健康的生活习惯比卡路里的数值更重要。如果你可以改变生活习惯，减肥效果也会随之而来。当你需要建立一些习惯，要说服自己真的可以做得到。如果你认为运动很困难，那实行的时候也会觉得很困难。要着眼于最终结果，并不断提醒自己改变不是想象中的那么难，而且你能轻松地实行。

6. 健康烹调秘诀

以下健康烹调的小点子可有效地将食材做到低热量、高营养：

- 利用焗、蒸、炖或烤等方法烹调食物代替煎和炸，这些方法可以减少油的摄取量。
- 早餐吃粥，尝试选用粗粮来代替白米，例如紫米、薏米和小米。然后再加入不同的豆类一起来熬粥。这样可以增加更多的食用纤维。

- 做汤或肉汁后应先冷藏,然后撇去浮在表面的油脂,减少摄入饱和脂肪。
- 烹调蔬菜的时候,可先用微波炉或水煮熟,再用少油快炒方法。
- 炒菜时可用不沾底的菜油喷剂或用低脂肪的鸡汤代替油。
- 如果烹调时要用油,可选择对心脏健康的油、例如芥花籽油、花生油和橄榄油。份量要用得适宜(每人每餐大概一茶匙油)。
- 选用瘦肉(已除掉脂肪)和家禽肉(去皮)。例如可用磨碎的鸡胸肉代替牛肉制作汉堡包。
- 在食谱中减少三分之一至二分之一的糖分和脂肪。可多食用香草或香料来增加食物的风味。如肉桂、肉豆蔻、香草、八角、陈皮、甘草等,能带出食品天然的甜味。
- 多使用蔬菜、干豆、意粉或粗粮做汤,少用肉类。尝试一星期至少有一餐无肉的晚餐,例如利用豆腐或豆类食品代替肉类。
- 在食谱中盐的分量应减少一半。新鲜的蔬菜可加入香草、香料、陈醋、柠檬汁或低盐酱油,使其味道更诱人。

减低米饭卡路里的烹饪秘密

斯里兰卡的研究人员曾发表过一项关于通过改变煮饭方法来

降低米饭中卡路里的报告。这听起来确实是个好消息，因为一碗米饭含有240卡路里，而且白米饭总是被认为是增加肥胖和糖尿病风险的罪魁祸首。在我开始谈及这项研究前，我们需要认识一个新词叫"抗性淀粉"。"抗性淀粉"与纤维很相似，它在小肠内不能被消化从而减少卡路里的吸收；它能给予你饱腹感，并且会慢慢地在大肠内发酵，成为肠内益生菌的食物。因此"抗性淀粉"被认为有促进肠道健康的作用，有助控制体重以及降低对胰岛素的抵抗。

　　研究表明不同煮饭的方法能影响食物淀粉组合比例。如果

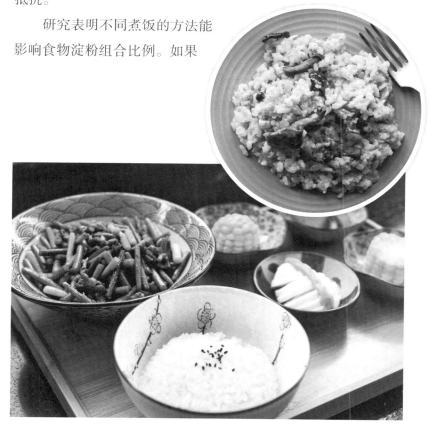

能增加米饭里的抗性淀粉,这将有助减低米饭的卡路里,从而帮助解决以米饭为主食的人的肥胖问题。

他们发现通过在煮饭前添加油脂(如在斯里兰卡广泛应用的椰子油),然后煮好以后立即冷却它(冷藏12小时),能够大大增加抗性淀粉高达10% ～ 50%。这也许可以解释为什么他们发现,炒饭的抗性淀粉比米饭高(中国人在准备炒饭时多使用隔夜冷藏的米饭)。

但是不同类型的大米和油可能有不同的反应。研究人员建议对不同的大米和食用油进行更多的研究。由于该研究只提出了化学成果,并没有任何在人体身上的研究,所以,与其急于改变你煮米饭的方法,倒不如继续适量地食用糙米和其他全谷麦,多选择天然含有抗性淀粉的食物,获取抗性淀粉的益处。

含有抗性淀粉的食物有:尚未成熟的香蕉、燕麦片、燕麦、薏米、白豆、扁豆、裸麦粗面包、酸面包、全麦包、玉米、糙米、冷面条等。

十种增加新陈代谢的方法,您知道吗?

想你的新陈代谢更快一点吗?

促进新陈代谢对于所有减肥者都很重要。因为在饮食摄入量相当的情况下,新陈代谢快的人会消耗的热量更多。决定新陈代谢的因素很多,包括年龄、性别和基因。男性通常也比女性消耗更多卡路里。对于大多数人来说,在40岁之后,新陈代谢的速度就

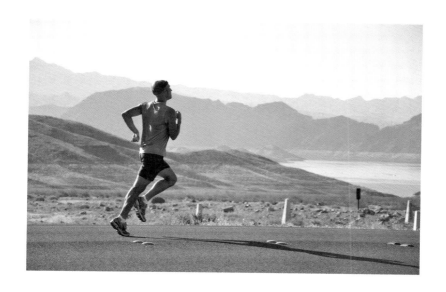

降低了。

有些人天生代谢速度就很快,即使休息的时候也能消耗更多卡路里。尽管你不能控制你的年龄、性别和基因,但是仍然有许多方法可以提高或减缓你的新陈代谢。下面介绍10种方法。

1. 增肌

就算你什么都不干,你的身体也在持续地消耗卡路里,如果你身上肌肉更多,那么在休息状态下你的新陈代谢就比其他人要高很多。每磅肌肉每天在休息状态下就需要消耗50卡路里的能量来保持。经过一段时间的力量训练,全身肌肉都被激活,每天的新陈代谢速度也随之提高。

2. 加强锻炼

有氧运动可能不会让你锻炼出大块的肌肉，但是它会让你在锻炼之后的几个小时之内新陈代谢速度加快。关键是要鞭策自己，高强度的训练与中低强度的训练相比，可以提供更大、更长的静息代谢速率。为了达到这个目的，你可以在体育馆尝试一下更大强度的运动量，或者用慢跑代替平时的散步。

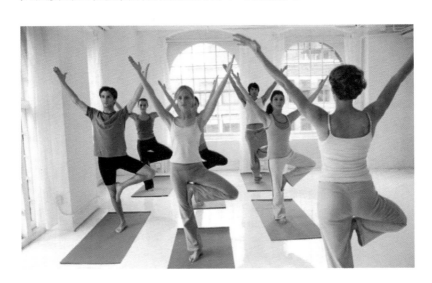

3. 补充水分

你的身体需要水来消耗卡路里，如果你的身体有缺水的症状，那么你的新陈代谢速度就会降低。研究表明，一个每天喝八杯以上水的人比每天喝四杯水的人能消耗更多的卡路里。为了保持身体内水量充足，可以在饭前或者吃零食之前，来一杯水或者其他不含糖的饮料，另外在吃

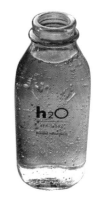

零食的时候，最好选择含水的新鲜水果或者蔬菜，而不是薯片或者饼干。

4. 不要依靠功能饮料

功能饮料中的一些成分可以促进新陈代谢。它们富含咖啡因，可以增加你身体的能量消耗。它们有的含有牛磺酸，这是一种氨基酸，可以加速新陈代谢，但是长期饮用的成效还没有结论。而且，饮用这些饮料会给一些人带来诸如高血压、焦虑和睡眠等问题。美国儿科学会不推荐孩子和青少年饮用功能饮料。

5. 健康小食

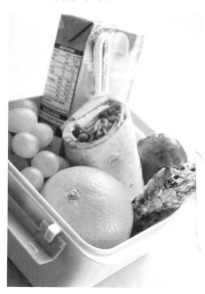

健康小食吃一点可以减轻体重。如果你两餐之间隔时间太久的话，你的新陈代谢速度就会降低。每3～4小时之间来一次简餐或者吃点健康小食会促进你的新陈代谢，这样你就能够每天消耗更多卡路里。

6. 给你的饭中加点料

辛辣的食物可短暂地____的新陈代谢（短暂提

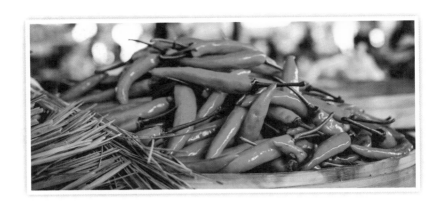

高8%左右)。将一汤匙切碎的红辣椒或绿辣椒加入食物中烹调,可能会稍微提高身体的新陈代谢速率。每个人的偏好不同,对某些人来说,辛辣食物会提高食欲;但对有些人来说,也可能会降低食欲。如果你经常吃辛辣食物,效果可能会增加。但若你有敏感的肠胃,这个方法并不适合,一定要先咨询你的营养师。

7. 多吃蛋白质促进新陈代谢

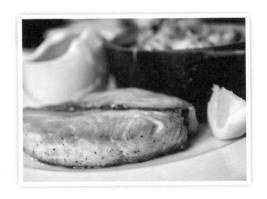

你的身体在消化蛋白质的时候比消化脂肪或碳水化合物时消耗的卡路里要多。一个总体来讲高蛋白且营养均衡的饮食会比低蛋白的饮食消耗更多的卡路里。作为平衡饮食的一部分,用瘦肉和富含蛋白质的食物代替一些碳水化合物,可以促进身体的新陈代谢。蛋白质来源包括瘦牛肉、火鸡、鱼肉、白肉鸡、豆

在内的外来入侵者）。睡眠不足会减少细胞因子的产生,从而削弱我们的防御系统,甚至可能延长你从疾病中恢复的时间。

荷尔蒙失调也受到不规则睡眠的影响。瘦素和生长素释放肽是影响食欲的两种激素。瘦素诱导饱腹感,而生长素释放肽则刺激食欲。睡眠不足会导致瘦素水平降低,而生长素释放肽升高,从而导致暴饮暴食的问题。一些研究表明,睡眠不足或每天少于7小时的睡眠可能与不健康的食物选择（包括甜食和高脂食物）有关。如果你休息良好,则会减少选择不健康食品的机会。

营养饮食如何影响睡眠?

营养和进餐方式与睡眠质量好坏有直接关系。

例如,进餐时间接近就寝时间可能会导致入睡困难。我们作为夜间小吃的食物类型也会影响睡眠质量。冰激凌、糕点、甜饮料或含有高浓度精制/添加糖的食物,可能会导致睡眠困难,血糖升高,引起夜间胰岛素分泌过多,这将影响体重和糖尿病管理。

褪黑激素是一种有助于调节睡眠周期的激素,在睡眠质量中起着重要的作用。我们需要充足量的褪黑激素以使一夜安眠。可以从几种不同的途径获得褪黑激素:① 来自食物;② 从色氨酸或5-羟色胺转化而来。食品中也发现了天然存在的色氨酸和5-羟色胺。选择富含色氨酸、5-羟色胺和褪黑激素的食物是确保充足的睡眠唤醒激素供应的绝佳方法。

睡前吃的食物

- 复合碳水化合物:代替白面包/大米/糕点这些可能会降

低血清素水平和睡眠质量的食物,请尝试选择全麦/全谷物,以改善睡眠。

- 合适的蛋白质:鸡、火鸡或鱼(色氨酸含量高的食物)等瘦蛋白可能会通过增加体内血清素水平来帮助促进睡眠。

- 健康脂肪:坚果和种子是不饱和脂肪的良好来源,可提高血清素水平。杏仁、核桃和开心果也含有大量的褪黑激素。这些坚果中的四分之一杯作为零食可能会带来一夜安眠。晚上尽量避免食用高脂肪/油炸食品,这会降低睡眠质量并增加体重。

- 饮料:尝试喝一杯温暖的牛奶或一杯草本茶(如洋甘菊、姜或薄荷),以改善睡眠质量。许多研究人员研究了牛奶与睡眠之间的关系。有人说牛奶中的色氨酸和褪黑激素浓度与睡眠质量之间存在联系,虽然没有结论性证据,但大多数人在心理上将温暖的牛奶与童年联系起来,这有助于使思想更加轻松。与含咖啡因的茶不同,草本茶不含咖啡因,不会刺激身心,因此更容易入睡。它还具有镇定作用。

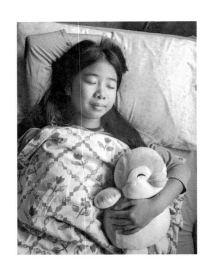

- 水果:富含褪黑激素的水果包括酸樱桃/果汁、菠萝、橘子等。

请记住,食物在睡眠质量中起着重要作用。选择正确的食

营养师帮你「挑」食

物类型可以使你睡得更好,让你充分休息,并有利于控制体重。

在家制作健康低卡餐盒的购物清单

如果你想吃得健康或减肥,可以尝试每星期最少制作3次的健康午餐盒,这能帮助你降低脂肪、胆固醇、钠和热量的吸收。

制作健康午餐盒的秘诀

- 选择全谷类面包,如全麦或黑麦。你也可以选择不同种类的面包,例如圆饼面包、英式松饼、薄三明治、薄烙饼等。
- 选择低脂肉类或肉类代替品,例如蛋、豆类和大豆肉类。
- 每天应有至少4种不同颜色的蔬菜和水果。
- 降低高脂肪类调味料的使用量,例如蛋黄酱、牛油和含奶油的酱料。可尝试使用蔬菜调味,例如烤辣椒或茄子。也可以加入低脂肉类,令蔬菜更有风味。
- 食用三明治时,可添加水果沙拉或低脂肪酸奶,使之更有营养。
- 自备水或茶,就不会受到甜饮料的诱惑。
- 在超市购物时,可选择方便又健康的食品,例如袋装的蔬菜和水果,独立包装的低脂芝士条。

- 准备和贮存多种健康的食物,令制作健康午餐盒变得快捷又简单。

- 如果你上班的地方没有冰箱,可使用冰袋贮存。

- 强化心脏的午餐——鲔鱼和三文鱼含有强化心脏的脂肪奥米加-3,也能使你的午餐更丰富。

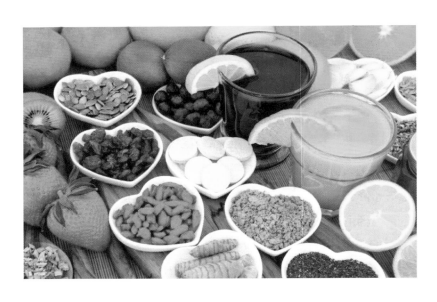

食物种类购物清单

1. 水果

- 苹果。

- 香蕉。

- 浆果(蓝莓/树莓)。

- 干果(杏干、越橘、红枣、无花果、李子、葡萄干,或用100%

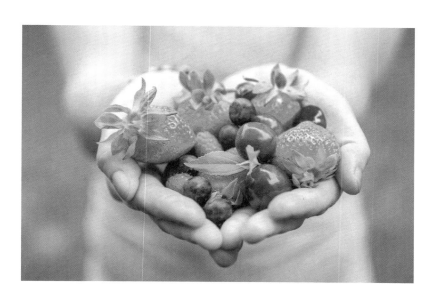

真正的水果等制成的果干)。

- 葡萄。

- 猕猴桃。

- 杧果(也作芒果)。

- 甜瓜(哈密瓜/蜜瓜/西瓜)。

- 橙(或橘子、金橘)。

- 桃子。

- 梨。

- 李子。

- 草莓。

- 100%果汁。

2. 蔬菜

- 青椒(绿、红、橙、黄)。

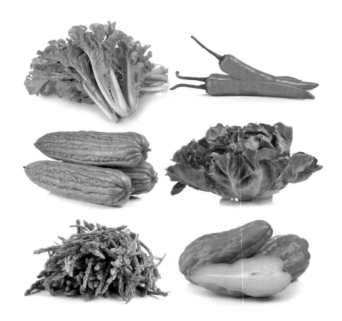

- 西兰花。
- 胡萝卜和小胡萝卜。
- 花椰菜。
- 芹菜。
- 玉米。
- 青瓜。
- 四季豆。
- 荷兰豆。
- 土豆。
- 沙拉（生菜、甘蓝、菠菜）。
- 甜豆。
- 番薯。

- 西红柿（切片、樱桃或葡萄）。

- 翠玉瓜。

- 100%蔬菜汁。

3. 谷物

- 100%全麦面包（面包、面包卷、面包圈）。

- 100%全麦饼干。

- 糙米（或藜麦，大麦）。

- 全麦意大利面食。

- 爆米花。

- 玉米饼（玉米饼或100%全麦玉米饼）。

4. 蛋白质

- 鱼和贝壳类（三文鱼）。

- 家禽（鸡或火鸡白肉，去皮）。

- 瘦肉（大于95%瘦牛肉、瘦猪肉、瘦牛肉剪去脂肪）。

- 肉类熟食。

- 鸡蛋（煮或鸡蛋沙拉等）。

- 大豆（黄豆、豆腐、毛豆）。

- 豆（黑色，鹰嘴豆、肾豆、扁豆等）。

- 坚果和果仁奶油（杏仁、腰果、花生、山核桃、南瓜子、葵花子、核桃仁、花生酱、葵花子酱等）。

5. 乳制品

- 牛奶（脱脂或低脂牛奶、豆奶、杏仁奶）。

- 酸奶（低脂肪、希腊酸奶）。

- 减脂奶酪（含2%或更少的脂肪）、条装奶酪、低脂奶酪。

久坐成疾

——为什么要保持日常运动锻炼?

日常生活中我们经常会听到运动有益身体健康这个说法,这背后的真正原因是什么呢?美国疾病控制和预防中心对此做出了解释,"身体活动能促进正常的成长和发育,降低患各种慢性疾病的风险,并且可以让身体感觉更良好,保持良好的身体机能和睡眠"。欧文(Owen)等人在研究久坐行为对美国成年人的影响中发现,四分之一的美国成年人每天久坐的时间占每天清醒时间的70%,这与中心性肥胖(腰围较大)、心血管和糖尿病等问题风险的增加呈正相关。

网上发表的一项研究发现,每天坐姿时间太多的人士会更容易患心血管疾病、糖尿病、癌症甚至死亡。

来自加拿大研究人员从47个病例相关证据指出经常运动对久坐的人不会减少患严重疾病或过早死亡的风险。即使参与者经常运动,如果他们坐得久,健康也会受影响。当然那些不经常做运动的人更容易增加健康风险。

研究人员Biswas提出一个理论去解释长期坐姿是对身体有害的:当我们站立时,身体内某些肌肉会很努力地帮助我们保持站立姿态。但当我们久坐时,我们的新陈代谢便变得没那么活跃,而且少运动也会对身体产生很多负面影响。

Biswas和他的团队做的研究指出,长期坐姿的定义是指每天

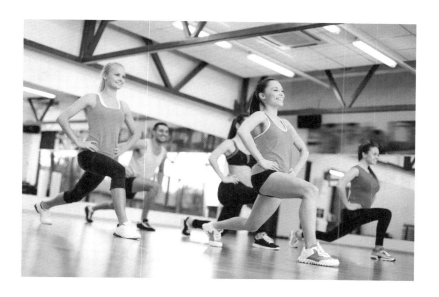

有8～12小时或更长时间保持坐姿。Biswas在加拿大公共健康守则中提及："坐下或久坐的活动例如驾驶、用电脑或看电视每天不应超过4～5小时。"

根据研究，长期坐姿导致的最大健康警号是使患2型糖尿病的风险增加9成。而在对癌症发病率与死亡的研究指出，久坐使患乳癌、肠癌、子宫癌和卵巢癌的风险都相对增加。一项研究显示每天少于8小时的坐姿时间能有助减低入院的风险达1.4成。

Biswas给出以下的小提示去减低久坐的时间：

- 一天里每半个小时都要抽1～3分钟站立或散步（这样做比坐着燃烧2倍卡路里）。
- 看电视时可以站立或做运动。
- 每天慢慢减少坐下的时间15～20分钟，在一天12小时内向减少2～3小时的静坐时间目标进发。

这些研究表明，久坐不动的生活方式会增加患上许多疾病的风险。定时运动不但能控制体重，还能强壮身体的骨骼和肌肉，改善精神状况和情绪，减少年老时跌倒的危险，而且能减少患有糖尿病、心血管疾病和一些癌症的风险。

多少是合理的运动量？
—— 官方运动建议

美国疾病预防和控制中心（CDC）指出，学龄儿童和青少年每天至少需要60分钟中度到强烈的运动。成年人要保持健康，每星期应至少做150分钟的中等强度的体力活动（约2小时30分钟）或75分钟（约1小时15分钟）的剧烈运动和每周有2天或2天以上做肌肉锻炼运动（腿部、臀部、背部、腹部、胸部、肩部和臂部）。

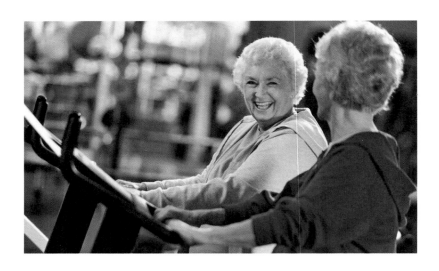

我们可以通过这些运动来提高心率,这有助于使心脏和肺部变得更加强壮,并为身体各部位提供更多的氧气以维持正常的人体机能。除了心肺的部分,我们身上的肌肉也需要通过运动锻炼来变得更强壮,以支撑关节并防止受伤,同时消耗更多的热量并帮助维持健康的体重。锻炼可以是散步、跑步、游泳、骑自行车、跳舞,甚至跳绳。

另外,如果我们在日常生活做出一些小改变,就可轻松提高运动量。久坐时活动一下对于维持正常的腰围、体重指数、甘油三酯和血糖水平大有好处。这些活动可以是起身和同事聊天,在通话或发短信时踱步,在看电视时原地踏步,或者玩电子游戏时站起来,还可以是遛遛狗,经常走楼梯,停车时停远一点,和朋友一起逛商场,甚至在超市里多走一圈,这些都能让你轻松地增加活动量。美国心脏协会建议每天走10 000步来改善健康状况和预防疾病。10 000步看起来很多,但只需在商场里散散步就可以走3 000步。

还有一个方法能帮助管理日常运动量:跟踪每日的步数。利用智能手机和智能手表的健康应用程序,可以帮助计算每天走的步数,另外也可购买计步器放在腰带上或者鞋子上来计算步数,这些都是非常简单又有效的方法。

中等强度的体力活动的例子

- 快走。
- 水上增氧运动。
- 在平地或斜坡踏单车。
- 双打网球。

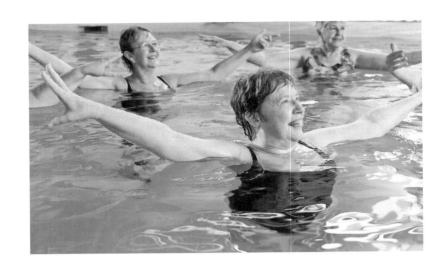

剧烈运动的例子

- 慢跑或快跑。

- 游泳（来回游）。

- 急速或在山上踏单车。

- 单打网球。

- 打篮球。

肌肉锻炼运动例子

- 举重。

- 利用身体重量做阻力的运动（如俯卧撑、仰卧起坐）。

- 园艺（如挖掘、铲泥）。

- 瑜伽。

如果您平时不太活跃，可以轻快步行10分钟，每天3次，每星期5天，共150分钟中量运动。

　　长期病患者亦需要在情况许可下保持活跃，并在做任何运动前询问医生。

吃素有利减肥吗？

　　医学研究发现，相比全食主义者，素食主义者总体有相对较低的体重与胆固醇水平，同时患糖尿病、心血管疾病与癌症等慢性疾病等风险较低。而且生产肉食需要大量自然资源，排放的废气也会加剧环境恶化。选择素食在对身体健康与环境健康上有着双重保护作用。

　　但素食与健康管理会容易碰到误区，例如：

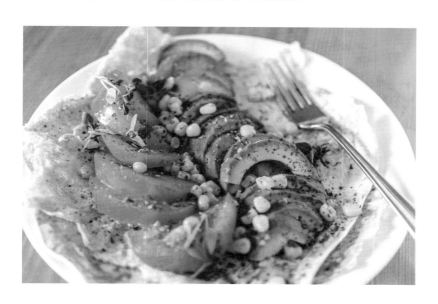

● 因为不吃肉食容易带来饥饿感，会为了增强饱腹感而摄入过多的淀粉类主食和油、盐、糖，弥补动物性食物的口感与热量。长期摄入过多的淀粉类主食和油、盐、糖不仅不利于体重控制，还容易造成肥胖与血糖过高。因此体重管理人群选择吃

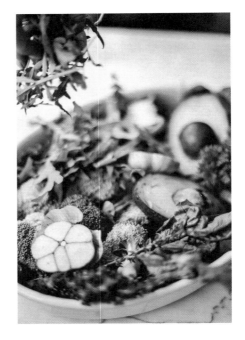

素食、降低动物性脂肪摄入时，应时刻注意淀粉类碳水化合物及油、盐、糖的摄入。

● 若不注意膳食均衡搭配，素食主义者容易缺乏优质蛋白质、维生素B_{12}、奥米加-3多不饱和脂肪酸、铁、锌等营养素。

因此注册营养师建议，素食主义人群应切记保持食物的多样性。主食尽量选择全谷物食品。多摄入大豆以保证优质蛋白质、B族维生素。多食用坚果、藻类及菌菇类食物以保证维生素、矿物质、奥米加-3多不饱和脂肪酸的摄入。

最后需要记住的是，素食主义不会降低如吸烟、不运动等不良生活习惯对健康的危害。在合理搭配素食膳食等同时，也需保持健康的生活习惯。

生酮饮食法真的适合减肥吗?

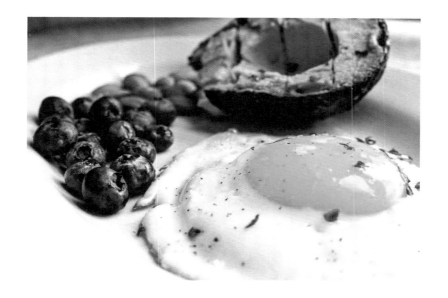

生酮饮食在近年来已成为一种新潮的饮食模式,而原因有很多。对于许多人来说,在于它短期的减肥瘦身效果。生酮饮食与一般的饮食模式有很大的不同,所以在考虑是否要进行生酮饮食,需要了解有关于这种饮食模式的基本情况。

生酮饮食的医学由来

在医学领域,这种极低碳水化合物的饮食法已被证明并用于治疗对药物反应不佳的成人和儿童的癫痫症,而其他人则出于各种健康原因使用生酮饮食。根据现有的研究,生酮饮食可能与一些心血管危险因素的改善有关，例如肥胖症、2型糖尿病和高密度脂蛋白胆固醇水平。然而，这些影响是有时间限制的，这些研究也提出需要进行对生酮饮食的长期研究和追踪来证明其疗效。

生酮饮食的食用特点

常见营养素成分比例	一般均衡饮食	生酮饮食
碳水化合物	占总热量45%～65%	占总热量5%
蛋白质	占总热量10%～35%	1克/每公斤体重
油脂	占总热量20%～35%	占总热量>80%

　　如上表所示，生酮饮食中的常量营养素组成与一般的均衡饮食法有很大的区别。均衡的饮食模式富含碳水化合物的食物来源，让身体能够利用碳水化合物来制造葡萄糖以维持正常血糖水平和人体的正常运作。而在生酮饮食法中，大部分的常量营养素来自脂肪，这种极端的饮食转变会导致身体进入一种称为酮症的代谢状态，其中，因为碳水化合物摄取有限，人体被迫大量分解脂肪来制造酮体以维持生命活动。这种高脂肪和低碳的饮食强调摄取所有非淀粉类蔬菜、鳄梨、坚果、脂肪和油分、绿叶蔬菜、鸡蛋、鱼类、肉类、家禽，并限制摄取加工食品、谷物、甜点、含糖饮料和淀粉类蔬菜。在生酮饮食法中，大多数人每天的碳水化合物摄入量限制要少于50克，而一般人会在33～58小时进入酮症状态。

生酮饮食的不良反应

生酮饮食法提倡食物来源中常量营养素组成的极端转变，这将导致人体内新陈代谢也发生改变，因此可能引发一些潜在的不良反应。"酮流感"是最常见的问题之一，会出现在这种饮食模式的最初4～10天，它会引起一系列类似流感的症状，包括嗜睡、肌肉痉挛和身体疼痛、头痛、情绪低落和肠胃不适。另外，生酮饮限制豆类、谷物、水果和某些蔬菜的摄取，这可能会降低总植物营养素和膳食纤维的摄入量，带来严重的便秘问题和对肠道菌群的负面影响。生酮饮食的其他潜在问题也包括肾损伤和某些微量营养素的缺乏。因此，当采用生酮饮食法时，需要有针对性地补充一些营养素，包括维生素C、奥米加-3脂肪酸、镁和某些电解质等。

在考虑进行生酮饮食之前，请咨询医生或注册营养师，以了解是否适合你的身体健康状况。

食物中的升糖指数会影响减肥吗？

大家可能听说过吃低升糖指数（glycemic index, GI）的"碳水化合物"可以帮助减肥。但什么是低升糖指数的"碳水化合物"呢？碳水化合物可以在体内被消化并分解成葡萄糖，为大脑、肌肉和大多数器官提供燃料，并转化为能量以维持人体的日常运作。然而，食物中不同类型的碳水化合物会以不同的速度分解成葡萄

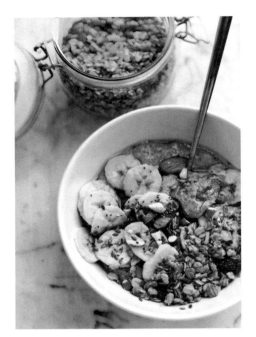

糖,从而得到不同的升糖指数。换句话说,升糖指数是用于测量碳水化合物在体内的代谢速率以及其如何影响血糖水平的,低升糖指数的碳水化合物指的就是那些代谢后在体内产生血糖水平低的碳水化合物食物。

根据食物在体内消化代谢后产生的血糖水平能得出该食物的升糖指数。升糖指数越高的食物,食用后越容易使血糖升高,促使胰岛素分泌,引起血糖水平的过快上升然后下降,这会使人更快感到饥饿,从而增加食量,令身体脂肪堆积和体重增加。反之,低至中等的升糖食物则需要较长时间才能分解成葡萄糖,使血糖水平逐渐升高,胰岛素分泌正常,使身体能够保持血糖的稳定性,维持更长时间的能量水平,从而调节饥饿感进而控制食欲。

有研究结果表明,高升糖指数的食物是导致糖尿病、肥胖症和心血管疾病的危险因素。因此,低升糖饮食不仅有助于控制体重,还有助于控制或减低患2型糖尿病的风险,并降低患心脏病和某些癌症的概率。

部分食物的升糖指数如下表所示。

部分食物的升糖指数（GI）

食物类别	低GI（≤55） 优先选择	中GI（56～69） 多选择	高GI（≥70） 少选择
面包类	多谷面包 黑麦包（rye）	全麦面包 裸麦面包 中东面包（pita bread）	白面包 馒头 白面包圈 法国面包
早餐谷物	全谷麦 燕麦糠 燕麦片	膨化小麦谷物片 快熟燕麦片	麦片 玉米片
饭/面	大麦 意大利粉/面条 越南河粉 韩国马铃薯粉 粉丝/冬粉	印度香米 糙米 野米（wild rice） 米粉/沙河粉 乌冬面 荞麦面	糯米 泰国香米 西米 北方白面条
根茎类、豆类 及饼干类	甘薯/地瓜，芋头 各种干豆类如小 扁豆、鹰嘴豆、红 豆、黄豆等	玉米 爆谷/爆米花	马铃薯 南瓜 炸薯条 土豆泥 米饼
蔬菜及水果	各种非淀粉质蔬 菜大部分水果， 如苹果、橙、葡 萄、奇异果、柚 子、草莓等	蜜瓜、香蕉、木 瓜、杧果	西瓜、荔枝、龙眼

怎么吃减肥最有效？当代流行的减肥饮食模式大揭秘

　　以下为当今减肥程度较好、健康均衡、评价较高的几种流行饮食模式。

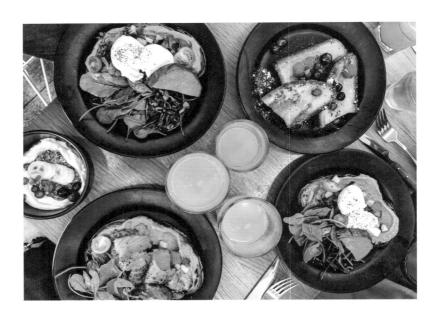

地中海饮食模式（The Mediterranean Diet）

- 源自：哈佛大学营养科学系主任、美国科学院院士Walter Willett。
- 饮食方式：以意大利南部、希腊的大部分地区的居民膳食结构为基础的饮食模式。食用有大量的全谷物，新鲜水果和蔬菜，鲑鱼，健康脂肪（如橄榄油）；并鼓励摄入适量的红酒。特点是饱和脂肪酸的摄入量很低，而单不饱和脂肪酸和膳食纤维的摄入量则很高。
- 特点评价：好处是膳食种类丰富、营养均衡、味道丰富。

梅奥诊所饮食模式（The Mayo Clinic Diet）

- 源自：美国梅奥诊所（Mayo Clinic）的医学专家们。

- 饮食方式：以食物金字塔的形式，强调多摄入蔬菜、水果和全谷物食物。金字塔最底部为摄入数量最多的蔬菜水果；从下往上第二层为碳水化合物含量高的谷物主食；第三层为蛋白质含量高的动植物蛋白与奶制品；第4层为油脂；塔的最顶层为含糖量高的甜品，摄入应最少。提倡先减后保持（Lose it! Live it!）的理念。整体摄入的食物热量偏低。
- 特点评价：好处是营养均衡，可操控性强。

体积饮食法（The Volumetric Diet）

- 源自：美国宾州州立大学营养教授Barbara Rolls。
- 饮食方式：把食物以密度不同的原则分为4类。第一类为

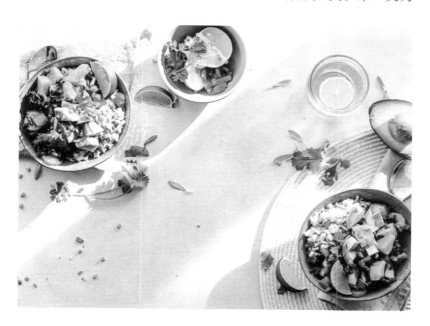

最低密度食物（含水量高），包括非淀粉型蔬菜、水果、脱脂奶和清汤。第二类为低密度食物，包括淀粉型蔬菜水果、五谷杂粮、瘦肉、低脂的面食。第三类为中等密度食物，包括肉、乳酪、比萨饼、薯条、面包、蛋糕、沙拉酱。第四类为高低密度食物，包括饼干、薯片、巧克力、糖、坚果、油脂。这一饮食模式建议以低能量密度的食物为基础，着重于水果、蔬菜、粗粮、脱脂乳制品和瘦肉。

- 特点评价：好处是饱腹感强，膳食种类丰富，没有一定要忌讳的食物。

灵活素食饮食法（The Flexitarian Diet）

- 源自：美国注册营养师Dawn Jackson。

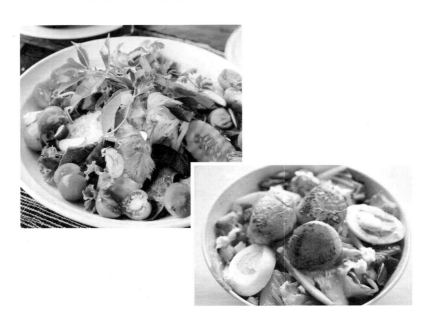

- 饮食方式：奉行"灵活和素食（flexible and vegetarian）"的原理，在素食主义的饮食模式上加有一定的灵活性。建议大部分时间吃素食，在特别需要的情况下可食用肉食。
- 特点评价：好处是对生态环境有保护，保护心脏。

运动减肥的营养秘诀有哪些？

运动时应该如何与营养搭配？——运动营养两不误

以下的营养提示可以帮助你提高运动能力，以及运动后的体力恢复。

1. 运动前的营养目标

- 摄入足够的碳水化合物以支持肌肉能量。
- 摄入少量的蛋白质，有助于防止运动后肌肉酸痛。
- 低脂肪和低纤维的食物比较容易被消化。

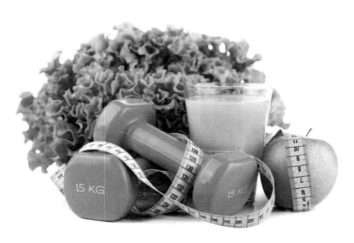

2. 运动前 2 ～ 3 小时的饮食/小吃建议

- 花生酱土司 + 速溶早餐饮料。
- 水果加酸奶奶昔 + 低脂燕麦。
- 燕麦片加红糖和杏仁 + 脱脂牛奶 + 香蕉。
- 瘦肉汉堡包加生菜和番茄 + 沙拉 + 水果酸奶芭菲。
- 火鸡三明治 + 水果 + 脱脂酸奶。

3. 运动饮料

少于60分钟的运动前、运动中和运动后的最佳饮料是水。

当中度至高强度运动时间持续超过60分钟，身体需要碳水化合物和电解质来补充能量，可以选择含6% ～ 8%碳水化合物的运动饮料。

运动减肥同时，必须当心那些运动饮料的糖和卡路里含量。

第 **3** 部分

怎么吃可以健康长寿？

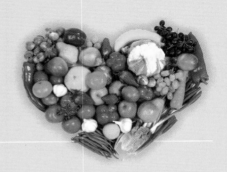

　　"药食同源"，是中国自古至今广为流传的概念。越来越多的科学研究表明，健康饮食在预防慢性疾病与抗衰老过程中起着至关重要的作用。

　　本部分内容将介绍常见慢性疾病与相应的饮食预防或食疗。更结合最新科学依据及营养师的临床经验，给你带来日常饮食中的抗衰老小提示。希望您吃得幸福，吃得健康。

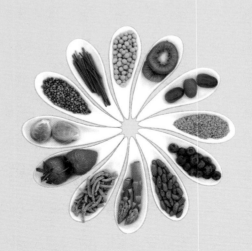

对抗更年期的营养饮食？

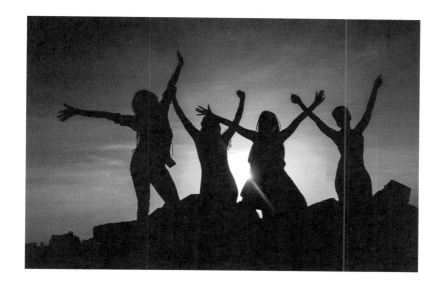

　　更年期是进入中老年的过渡阶段，女性更年期一般发生在 40～58岁之间。其特点是月经开始不规则，雌性荷尔蒙分泌逐渐减少直至停止，同时也丧失生育能力。雌性荷尔蒙对于女性有保护作用，特别是心血管方面，因此心血管疾病的比例会上升。停经后，女性骨骼中的钙质也会加速地流失，因而容易造成骨质疏松。

避免中年代谢危机

　　在更年期期间，女性的肌肉会慢慢减少及松弛，肌肉的质量下

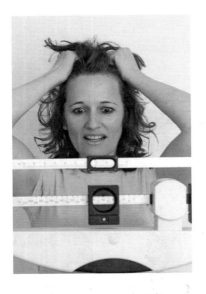

降会降低新陈代谢率,身体比较容易发胖。因此,更年期的女性比较难减去脂肪。美国营养学会指出,体重的增加会提高患乳腺癌的风险。"当妇女停经后的体重增加20磅(1磅=0.45公斤)以上,患乳腺癌的机会便会提高20个百分点。"因此,维持正常的体重或及时减去身上多余的脂肪有助于降低患上乳腺癌的风险。除了预防乳腺癌,吸收不同的营养也是更年期保养中的重要角色,让身体维持在健康的状态。

新陈代谢会随着年龄的增加而减慢,应早计划早预防。在生活中,没有真正有效的极速减肥方法,但却有可预防新陈代谢减慢的有效方法。

营养师教你的更年期平稳快乐小秘诀

1. 控制摄入量

研究表明,中年或40岁后的女性应每天减少200卡路里的摄取量来维持体重。每天至少吃3餐,以减低暴饮暴食和新陈代谢减慢的机会。要避免中年代谢危机便要控制食物的份量,少吃多餐,常备健康小食,保持新陈代谢率。

2. 吃得正确

- 脂肪。

控制脂肪的摄取，避免体重的增加。更年期的妇女因消耗体力的活动相对减少，会更容易吸收过多的热量。成人饮食的总脂肪建议占一天总食物热量的20%～35%。选择健康脂肪的食物，如橄榄油、核桃、杏仁、牛油果和鱼类。

- 蛋白质。

富含优质蛋白质的食品，例如鸡肉、瘦肉、鱼、鸡蛋、奶类产品。更年期的女性因为月经停止，所以对铁质的需求也减少，每天所需铁质的摄取量约为10毫克，停经后的妇女应少食红肉和内脏。

- 钙质。

女性的年纪渐长，骨质也会随之减少。因此每天摄取2～4份奶类制品以补充钙质，包括鱼干、牛奶、豆类、海带、芹菜、白菜、菠菜、紫菜等。

- 钠。

由于荷尔蒙及精神压力影响，血压会在更年期内增加。减少盐分的摄取可令血压保持在正常水平下。建议每天钠的摄取应下降至1.5～2.3克。除了减少盐分的摄入，也要减少加工食品的食用，多吃五谷杂粮、蔬菜水果。

- 纤维。

女性应该在更年期期间增加膳食纤维的摄入量，以防止便秘。

- 植物雌激素。

豆制品中含有丰富的植物雌激素，与人体内的雌激素相似，能有效减轻更年期症状。更有研究显示能有助于预防乳癌。植物雌激素的食物来源大多为豆制品,如豆奶、大豆酸奶、豆制芝士、酱油、豆腐。此外,多种的豆类,如扁豆等也含有植物雌激素与异黄酮。

- 水分。

由于女性随年龄增长,口渴的敏感度会随之减少,所以应自觉增加水分的摄入量。每天应喝6～8杯(1杯=237毫升)水。白开水、100%纯果汁适量(不多于每天120毫升)和新鲜水果都是补充水分的不错选择。

- 酒精。

限制酒精摄入量,饮酒每天应不多于1杯(红酒1杯=148毫升;啤酒1杯=355毫升;烈酒1杯=44毫升)。避免烟酒、浓茶、咖啡、生冷辛辣等刺激食物(容易进一步导致内分泌失调,必须节制)。

因酒精是致癌物,并不建议开始喝酒。

3. 保持运动

每周应多做强化心血管和力量训练等运动,每天应至少有30分钟的运动,如步行;每星期做2～3次的力量训练,可保持肌肉的质量和骨质密度。运动不一定限制于健身房,每天可多做热量消耗的有氧运动,如走楼梯、有氧活动、跳舞、伸展运动等。

怎样通过饮食延缓脑部退化?

延缓脑部退化的补脑饮食

根据世界卫生组织的定义,痴呆是"比一般正常老化更为严重的心智功能退化"。俗称"老年痴呆"的阿尔茨海默病是目前

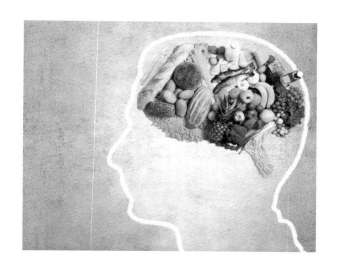

美国的第六大死因。因为痴呆的人群有较高的摔倒、营养不良、感染其他疾病或是免疫力下降的风险，值得注意的是痴呆本身也是缩短寿命的直接原因之一。

虽然智力衰退的现象非常的普遍，但却一直没有直接的证据显示饮食与心智功能方面的关联。近年来科学界发现有两种饮食对脑部健康有关联：地中海饮食（mediterranean diet）以及得舒饮食（高血压防治计划饮食diet-dietary approaches to stop hypertension, DASH）。长久以来，地中海沿岸的人群罹患心血管疾病的比例一直较低，寿命也较长。学者发现他们的饮食以蔬果为主，配合坚果、橄榄油、全麦五谷、适量的鸡肉或鱼肉、少量红肉与甜食。DASH饮食则是美国通过长期研究推广用以控制高血压的一种饮食方式。DASH饮食富含水果、蔬菜、全谷类以及低脂食物；包含鱼、肉、家禽、坚果与豆类；并且限制高糖食物及饮料、红肉以及添加脂肪食物的摄取。

2016年时有研究显示这两种饮食的某些要素与大脑健康有着直接又密切的联系。在芝加哥地区有超过一千名的年长者参与了这次研究；研究者调查了参与者的饮食习惯，并且根据地中海饮食与DASH饮食的要素给予一个"饮食分数"：分数越高的人越接近这两种饮食，分数越低的人则反之。所有参与者每年都会接受一个简短的智能测验，研究的结果显示，饮食分数的高低与智能测验的结果成正比的关系，也就是说越接近地中海以及DASH饮食的人，大脑也越健康。研究者进一步指出饮食分数最高的人群大脑比得分最低的人群年轻7.5岁。

根据这项长期大型研究的结果，以下是与推迟脑功能退化最有直接关联的几种饮食要素，简称"麦得饮食"（mediterranean-DASH-diet intervention for neurodegenerative delay, MIND Diet）。

多吃蔬菜，尤其是绿叶类蔬菜、莓果、坚果、橄榄油、全麦五谷、家禽、鱼类、豆类，以及适量饮酒。

大部分的人都知道要多吃蔬菜水果，我们在此不厌其烦地提醒读者蔬菜水果对身体的好处：包括控制体重、肠道健康、稳定血糖、降低胆固醇、预防癌症。这个研究结果证明蔬果还可以使我们更聪明！蔬果含有大量的抗氧化剂、植物生化素（phytochemicals）可以保护脑部细胞不被自由基破坏，进而保持脑部健康。

颜色越鲜艳的蔬菜水果营养成分越高，无论是红橙黄绿青蓝紫，都是非常好的选择。莓果类更是抗氧化剂含量最高的食物之一。

奥米加-3不饱和脂肪酸可以对抗体内的发炎反应，同样可以保护脑细胞的健康。深海鱼类、坚果、橄榄油则是奥米加-3含量最高的食物。

根据这个大型研究的发现,营养师推荐大家可以做出以下的改变来保持大脑的健康。

- 每天至少吃两个拳头大小的生菜沙拉或是一个拳头大小的煮过的蔬菜。
- 每天都吃一次颜色鲜艳的蔬菜,例如茄子、南瓜、青椒、红椒等。
- 每天将一半的淀粉类食物改成全麦五谷。
- 一星期吃两次的莓果,可以生吃,也可以打成果酱,放在沙拉或面包上。
- 吃坚果当点心,家里、工作地方随时准备些。
- 多使用橄榄油。

除了食物内好的成分可以促进脑部健康以外,也有食物会加速脑部的衰老,比如红肉、奶油、芝士内的饱和脂肪酸,或是糕点内的反式脂肪酸。所以我们建议:

- 一星期红肉摄取不超过两次。
- 肉类以清蒸烧烤为主,不要以高温油炸。
- 减少甜食的摄取,少吃奶油、油炸食品、芝士以及含糖食品。

中老年人应如何补钙?

人体中99%的钙存在于骨骼和牙齿中。充足的钙摄入量对人体骨骼的密度有着十分重要的作用。然而,人体的骨骼密度在30岁左右会到达顶峰,之后则会随着年龄的增长缓慢减少。特别是65岁及以上的老龄人群和进入更年期后的女性,由于荷尔蒙分泌的下降,骨钙流失的速度会明显增加。长期的骨钙流失会导致骨质疏松,造成行动不便、关节疼痛。

《中国居民膳食指南(2016)》中建议对居民膳食中钙的推荐量为每天800毫克,但实际老年人每天摄入量一般却只有400毫克左右,只占推荐量的一半。为了防止骨质疏松,保持身体强健,中老年人应该如何正确补钙?

1. 合理选择高钙食物,保证每天钙的摄入

牛奶及奶制品有着丰富的钙质来源,《中国居民膳食指南(2016)》中建议老年人每日摄入300克的奶类或相关奶制品。根据个人喜好可每天搭配不同的奶制品,如200克牛奶搭配100克酸奶等。除牛奶及奶制品外,其他适合老年人的高钙食物有(豆类及其制品,如黄豆、蚕豆、豆腐、豆皮);海鱼虾贝(如紫菜、鲈鱼、虾、蛤蜊);坚果(如杏仁、腰果、核桃);绿叶蔬菜(如西兰花、油菜、菠菜)等。

2. 充足蛋白质摄入

充足的蛋白摄入可延缓老年肌肉衰减,保持肌肉功能可有效地降低跌倒和骨折的风险。推荐老年人食用的优质蛋白质包括大豆制品、乳类制品、海鱼等。

3. 身体锻炼

在确保安全和自身健康状况允许的情况下,中老年人可适当选择散步、快走、慢跑、骑车、练太极、跳广场舞等舒缓的运动。每

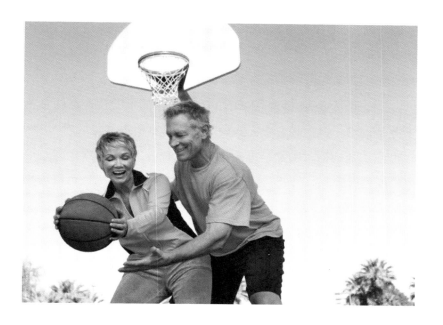

天可选择锻炼一到两次，每次持续时间不要过长，强度不要过大，以轻微出汗为主。

4. 阳光和维生素D

皮肤在适量紫外线的照射下会生成维生素D，促进钙的吸收。随着年龄增长，皮肤合成维生素D的能力会降低，肾脏将维生素D转化为其活性形式的能力也会降低。所以多晒太阳、多参加户外活动可帮助提高体内维生素D的含量，促进钙的吸收和保护骨骼。要知道自己的维生素D是否足够，不妨在下一次健康检查时加入维生素D血液检测一项。维生素D缺乏症很常见。如果血液测试中显示不足，医生会推荐适量的维生素D补充品，当中应选用最易被人体吸收利用的维生素D_3的形式。

另外，过量饮酒会使维生素D的代谢受到影响，不利于骨骼的新陈代谢,会造成骨量异常,增加骨质疏松的风险。所以不过量饮酒也需谨记。

5. 钙片及相关补充剂

《中国居民膳食指南(2016)》提倡人体需求的营养素的主要来源是食物。但在膳食中无法满足人体每日所需钙摄入量时,钙片也是一个选择。钙片与维生素D可同时服用,因为维生素D可以提高钙的吸收。另外,钙片与铁也可同时服用,因为铁可以加快钙的吸收,防止多余的钙流入血液、肾脏等其他部位。最后,因为人体在一定时间内对钙的吸收是有限的,少量多次服用,即每次服用少于500毫克的钙,也能提高其吸收率。

你是否忽略了维生素 D ?

根据美国临床营养学杂志报道,估计全球至少有10亿人患有维生素D缺乏症。你是其中之一吗?

维生素D是什么?

维生素D与骨骼健康息息相关。它负责调节小肠中钙的吸收和维持血液中钙和磷酸盐的正常水平;其中,钙和磷酸盐这两种营养物质是保证身体系统功能健康运转必需的物质。

维生素D十分重要,因为缺乏维生素会增加患骨质疏松症的概率,一些常见癌症、自身免疫疾病、高血压和传染病等的发生也与维生素D缺乏有关。

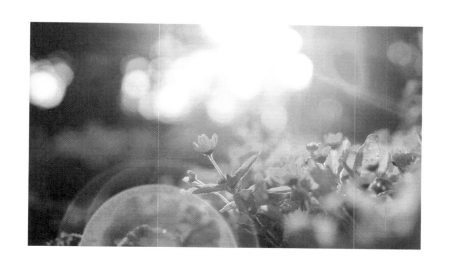

如何摄取足够的维生素D？

金枪鱼、鲭鱼、鲑鱼、鳕鱼肝油、沙丁鱼、蛋黄和经紫外线的照射过的蘑菇等食物中可以摄取维生素D。另外，市面上也有很多添加了维生素D的营养强化食物，如牛奶、奶酪、早餐谷物食品和橙汁等。除了食物以外，人体还可以通过紫外线的照射在皮肤中合成维生素D，然后经由肝和肾转化成为人体所能使用的维生素D形式。

造成维生素D不足的原因有哪些呢？

有许多因素影响身体合成维生素D的能力和产量，例如年龄、地理位置、肤色、防晒霜的使用以及肾功能。但如果说晒太阳就能使人体合成足够多的维生素D，那么为什么这种缺乏症却越来越普遍呢？这是由于现今社会中，人们大部分时间都在室内工作或活动，缺乏在阳光下接受紫外线照射的时间。而且，随着科学界证实了紫外线辐射与皮肤癌之间的联系，许多人增强了使用防晒霜或穿着防晒衣物的意识，从而大大减低了维生素D在人体中的合成。

随着年纪增长，人体皮肤会变薄，合成维生素D的细胞会变少，因此老年人合成维生素D的功能也会大大降低。就地理位置而言，如果在一个阳光明媚的地方生活，这可以增加皮肤接触阳光的机会；相反，生活在一个缺少阳光的地方的人就会较缺乏日晒，从而减少皮肤合成维生素D的机会。另外，皮肤色调也会影响人体吸收阳光的能力，例如皮肤浅比皮肤深的人更能有效地制造维生素D。

营养师的建议

在下一次健康检查时，不妨请医生在年度检查中加入维生素D血液检测一项，这样就能知道自己的维生素D是否足够。在不同地区，维生素D缺乏症很常见。如果您的血液测试中显示不足，医生会推荐适量的维生素D补充品，当中应选用最易被人体吸收利用的维生素D_3的形式。

日晒和饮食并不会造成维生素D过量，但应避免从补充品中摄取过量的维生素D，以下是美国医学研究所提供的日常维生素D补充量的参考。

营养师帮你「挑」食

144

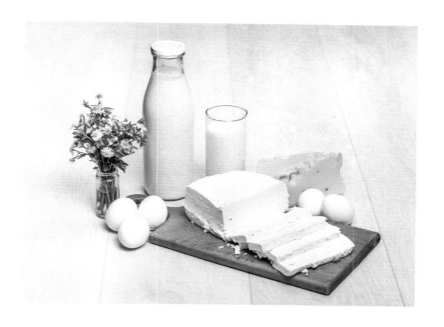

- 0～1岁：每天400～1 000 IU（international unit，国际单位）。

- 1～18岁：每天600～1 000 IU。

- 所有18岁以上的成年人：每天1 500～2 000 IU。

- 18岁以上的孕妇或哺乳期妇女：每天1 500～2 000 IU。

- 如果您有任何疑问，请咨询您的医生或营养师。

怎么吃可以控制血糖？

随着生活与饮食条件的提高，高血糖的病例也越来越多。很多时候，高血糖往往与糖尿病有着紧密联系。糖尿病是一种因为胰岛素功能失效或分泌不平衡而形成的代谢性疾病，分为1型和2

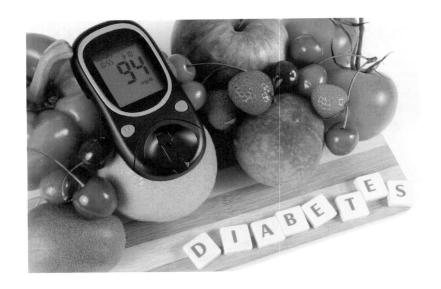

型。1型糖尿病发病年龄轻,大多低于30岁,需用胰岛素治疗。2型糖尿病属于非胰岛素依赖型,常见于中老年人,肥胖者发病率高,常可伴有高血压,血脂异常、动脉硬化等疾病。糖尿病者较容易患上高血压和高胆固醇,而令他们患上心血管病的机会增加。

根据国际糖尿病联合会(International Diabetes Federation)的2019年数据显示:

- 糖尿病影响的全球人口约有4.63亿,但其中约有一半患者是未被确诊的。
- 中国的糖尿病患总人数已超过1亿。中国的成年人糖尿病患病率高达10.6%。
- 中国只有30%的糖尿病患者知道自己的病情,约有50%的糖尿病患者是未被确诊的!
- 每年约10%的全球医疗开支(7 600亿美金)用于糖尿病相

关方面。

- 未得到控制的糖尿病可引发多种严重并发症，如心脏病、中风、下肢截肢、早期失明、肾功能衰竭等。

控制血糖、减缓糖尿病症状的要点

1. 制订一个均衡的饮食计划

营养师可以为你制订一个合适你的饮食计划：多进食蔬果、五谷杂粮和高纤维食物。少吃高脂肪食物。

2. 运动

每天做30分钟的体力活动。

3. 如果你体重属超重，就要减肥！

研究表示，减去5%的体重，即80公斤的人只要减去4公斤，就能减低患糖尿病的风险。

4. 控制血压和胆固醇的水平

糖尿病的医学治疗

临床医学研究表明，医学营养治疗（medical nutrition therapy，MNT）能有效地令患者降低糖化血色素（HbA1c，三个月血糖平均值），相比起药物费用更便宜。不受控制的血糖会损害体内很多组织功能，其中以视网膜、肾脏及神经病变最为严重。而且患心血管疾病，如中风、心肌梗死比正常人高出2～3倍。

不论任何程度的糖尿病，饮食治疗、运动、体重控制都不可或缺。较严重者或较长期患病者可使用口服降血压药，胰岛素不足者可注射胰岛素补充。医生会根据不同的情况和个人状况决定用药。当今最常用的治疗2型糖尿病的口服用药为盐酸二甲双胍缓释片。

如何利用饮食控制血糖?

饮食治疗可帮助糖尿病人有效地控制血糖、体重,维持血脂、血压于正常水平,以降低并发症及心脑血管疾病的风险。而需要服药或注射胰岛素的人,也可通过饮食治疗及运动去减轻或改善病情。

饮食:

- 均衡饮食,使身体获得多样化的营养素,健全身体正常机能。
- 定时定量,每餐饮食按照计划份量进食,不可随意乱吃,以免引起血糖大幅波动。
- 计算患者每日所需热量,可咨询营养师,根据每人不同的饮食习惯、体型、年龄、肠胃机能等计算出相应食物量摄入。

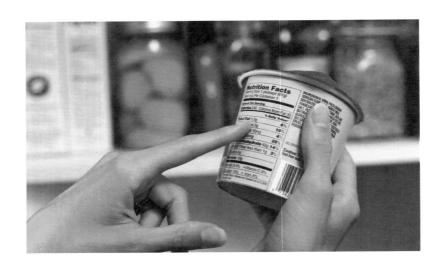

- 日常饮食中,可用秤了解食物重量。
- 对于含有高碳水化合物的食物,如水果、淀粉类主食、奶类等,应按照营养师计划的食物份量食用,不可任意增减。
- 若使用精制糖类,如蜂蜜、红糖、蔗糖等,应咨询营养师,计算到每日可食用的糖总量中去。
- 必要时,用代糖充当甜味剂,可咨询营养师如何使用代糖。
- 看食物营养成分表,充分了解食物等营养价值。
- 外食时必须注意食物的种类及份量。
- 学会食物分类,并懂得变换菜色。
- 纤维有助于稳定血糖,多使用膳食纤维含量高的食物,如五谷杂粮、豆类、蔬果等。
- 少吃肥肉、猪皮、鸡鸭皮等饱和脂肪酸含量高的食物。
- 减少动物内脏、蛋黄、鱼卵等胆固醇含量高的食物。

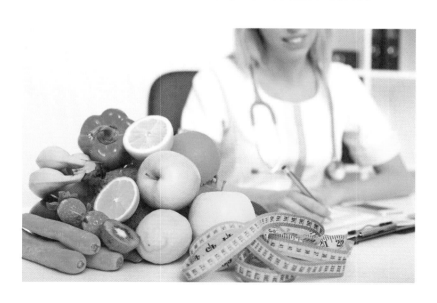

- 多使用清蒸、水煮、凉拌、涮等低脂烹调法。
- 烹调时尽量选用含较多不饱和脂肪酸的植物油。
- 不可吃太咸,避免摄取加工或腌制的食物。
- 定期做营养咨询,学习新知识及必要的营养计划调整。

未经营养师指导,请避免选用下列食物。

- 糖:白糖、黄糖、冰糖、葡萄糖、麦芽糖、糖浆等。
- 凉果:话梅、陈皮梅、蜜饯柠檬等。
- 甜饮品:炼奶、巧克力奶、甜豆奶、甜乳酸饮品等。
- 甜饼干:夹心饼、曲奇饼、威化饼等。
- 甜面包:奶油包、豆沙包、莲蓉包等。
- 西式甜品及糕点:蛋糕、蛋挞、冰激凌、布丁等。
- 中式甜品及糕点:月饼、年糕、松糕、发糕、马拉糕、糖水等。
- 中药材:淮山、黑枣、红枣、蜜枣、龙眼肉、罗汉果、生熟地、人参、花旗参、当归等。
- 酒:米酒、啤酒、各式烈酒等。
- 罐头食品:午餐肉、罐头汤、罐头水果等。
- 烧腊:涂有蜜糖的叉烧、烧乳猪皮、烧肉皮、烧鸭皮、烧鹅皮、腊肠、腊肉等。
- 卤味:因为卤汁中含糖量高。
- 加糖的肉食:牛肉干、猪肉脯、肉松等。
- 调味料:蚝油、番茄酱、沙拉酱、果酱、甜醋、酸梅酱、海鲜酱等。

糖尿病患者不应该吃米饭吗?

糖尿病患者需要注意碳水化合物等的摄入,特别是精制型的

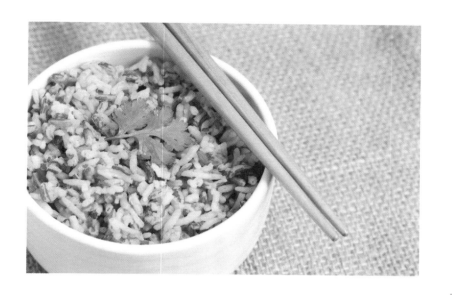

碳水化合物。因为碳水化合物是影响血糖波动的主要成分。但很多人存在不吃米饭的误区,并同时摄入其他如蛋糕一类的精制型碳水化合物,这样对血糖的控制更为不利。因此,糖尿病患者应该适量选用高膳食纤维的全谷物类食品作为碳水化合物的主要来源,尽量不吃或少吃精制型的碳水化合物。

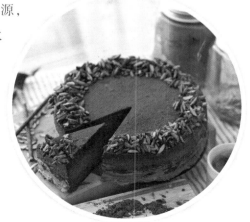

最后,如果你已经有糖尿病或前期糖尿病,你可以征求你的医生转介注册营养师去帮你设计一个控制糖尿病计划。

怎么吃可以降低血压？

高血压又称为"沉默杀手"，会突然病发而导致心脏病、中风或肾衰竭等。

高血压的高危人群：

- 父母患有高血压。
- 经常高脂高盐饮食。
- 长期饮酒吸烟。
- 长期精神紧张。
- 肥胖。

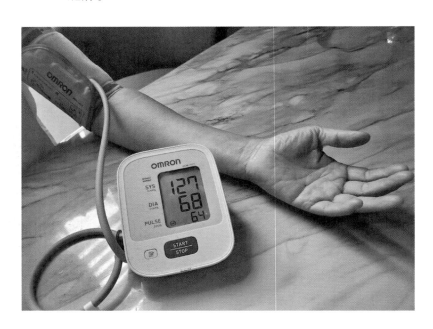

高血压的分级 —— 美国心脏协会2017（American Heart Association）分级如下。

1. 正常（normal）低于120/80

措施：保持饮食均衡及定时运动。

2. 前期高血压（elevated or prehypertension）120～129/80～89

措施：进行DASH及低盐饮食，每星期最少3次运动，每次30分钟。

3. 高血压第一期（hypertension stage 1）130～139/80～89

措施：需咨询医生建议，再加入适当的饮食及生活习惯的改变。

4. 高血压第二期（hypertension stage 2）高于140/90

措施：必须遵医嘱进行药物治疗，定期做血液和心脏检查，在医生及营养师指导下降血压及减肥（若同时超重或肥胖）。

5. 重度高血压（hypertensive crisis）高于180/120

措施：必须马上咨询医生，遵照相关药物及饮食治疗。

盐与高血压

钠（盐）的大量摄入会增加对钠敏感的人的血压，使他无法有效地通过尿液排出体内多余的钠而停留在人体中，吸收多余的水分，使血流量增加，继而刺激血管收缩，增加压力。长期处于这种压力下，血管将受到极大的损害。因此，患高血压的人群应避免吃得太咸及加工食品。减少钠的摄入将帮助降低血压。

哪些食物能降低血压？

大部分人都希望有食物能奇妙地治疗不同的疾病。可是，世界上并没有单一食物能替人降血压、降胆固醇、血糖或是减肥!

举例说,你听说黑巧克力可以帮助降低血压,你就开始每天吃黑巧克力。但是,你却仍然常常吃香肠、腊肉等加工食物,结果是你所摄入的巧克力并不能发挥降低血压的作用,反而可能因为摄取过多的热量而使你的肚子变得更肥大。所以,我们是用一套饮食方法来降低血压,并不是单一的食物。

虽然如此,有研究发现一些食物包含的营养素,如果吃得恰当,确实是有助心血管健康的。例如:

橘子——橘子里的水溶性纤维能阻止胆固醇的吸收,而橘子里的钾质能平衡盐(钠),有助于控制血压。

干豆类——干豆类富含纤维、叶酸、镁质钾质,这些都是有益心脏健康的营养素。一项国际研究发现,扁豆能够将因心脏病死亡的风险降低82%。因此,可每周利用来代替肉类几次。

此外,尽量遵循以下习惯,将有助于控制血压:

- 保持正常体重(过胖者需减轻体重)。
- 规律运动(最好是步行、游泳等有氧运动)。
- 均衡饮食(摄取足够的高纤维蔬菜,全谷物)。
- 减少饮食中的钠含量(少吃盐、味精、酱油及加工食物)。
- 减少食物中饱和脂肪和胆固醇的含量。
- 戒烟,勿酗酒,勿熬夜,减少生活压力。
- 定期检查以追踪肾功能、尿蛋白。

得舒饮食

得舒饮食（DASH）模式，为一个抑制高血压的饮食方法。DASH是由美国健康与公共事务部认可的饮食模式，DASH饮食模式能有效防止高血压。在鼓励饮食多元化的同时，只含少量饱和脂肪及盐分，但却能提供日常所需的能量。经多项研究表明，3个月内可将血压降低10度。

DASH饮食模式是以低脂、低饱和脂肪、低胆固醇为主，并辅以含高镁、高钾及高钙质、蛋白质和纤维的食物组合而成。DASH饮食计划包含了丰富的水果、蔬菜、脱脂或低脂奶及奶类制品、全

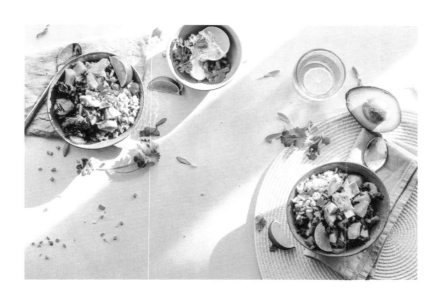

谷物、鱼、家禽、豆类、种子类和坚果类。除此以外,这种饮食模式也比典型美国饮食模式更加鼓励少盐少糖、少喝低糖饮料和少红肉。此外,DASH餐单经研究证实能减低钠摄取量,有助预防高血压。

以下是由美国心肺血液学会(National Heart, Lung and Blood Institute, NHLBI)提供的有助生活上逐渐改善的DASH小贴士,你可以尝试给自己好几天甚至几个星期去适应和把这些习惯融入日常生活中:

- 在午餐和晚餐加入蔬菜,并且在其中一餐加入水果或把水果当零食。
- 多饮用脱脂或低脂奶及奶类制品达到每天三次。
- 限制瘦肉份量至每天6盎司(168克)、每餐3盎司(84克),大约一张纸牌大小。如果您有吃大量肉类的习惯,可以尝试把份量减至每餐吃一半或三分之一。
- 每个星期可尝试有两餐以上改为吃素。
- 增加蔬菜、糙米、全麦面条和干豆的分量。选择炖锅菜肴或炒菜的时候可以选择少肉类,多菜和干豆。
- 吃零食和甜品时可选择水果或低卡路里的食物,例如无盐米饼、无盐果仁或瓜子、葡萄干、全麦饼干、脱脂或低脂酸奶、无盐或无牛油爆米花或新鲜蔬菜。
- 食用蔬果时可选择新鲜、冰鲜或低盐罐头。

DASH饮食每日饮食的食物种类及份量参考

- 蔬菜4～5份:1份的量等同于1碗生菜沙拉、1/2碗热菜、

4 只冬菇、或 1 个小黄瓜。

- 水果 4 ～ 5 份：1 份的量等同于 1 个中型苹果、8 ～ 10 粒葡萄、3/4 杯鲜果汁（糖尿病患者对水果的份量应改为 2 ～ 3 份）。
- 奶类或豆制品 2 ～ 3 份：1 份的量等同于一杯低脂奶、一杯低脂酸奶、一碗豆腐。
- 肉类 6 份或以下：1 份的量等同于 28 克瘦肉 / 鱼肉、4 只中等大的虾、1 个鸡蛋。
- 坚果豆子每周 4 ～ 5 份：1 份的量等同于 10 粒栗子或花生、1/2 杯杂豆、2 汤匙瓜子。
- 烹饪时需切记每日应用少于 3 茶匙食用油、少于 1 茶匙糖、少于 1 茶匙盐。

DASH 饮食一日菜单举例示范

- 早餐：一碗牛奶燕麦、两个鸡蛋白、一个苹果。
- 午餐：一碗叉烧饭、一碟青菜、一个柳橙、一杯低脂奶。
- 晚餐：半条蒸鱼、一碗豆腐肉片、一碟青菜、一个柳橙。

怎么吃可以降低胆固醇？

据美国疾控中心 2019 年底的数据显示，每年约有 647 000 美国人死于心血管类，每 4 个死亡个案中就有 1 个是死于心脏病。心脏病令妇女死亡的人数远比死于癌症人数总和要高。在 14 亿中

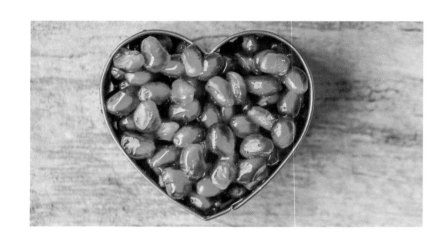

国人口中，每年约有四百万的死亡人数与心血管病有关。

胆固醇与心血管健康

心血管疾病其实是可利用适当的运动和饮食来预防及控制的，其中一个最佳预防心脏病的方法就是控制你的整体胆固醇水平。

胆固醇（cholesterol）是脂肪酸的一种：体内的胆固醇有70%由人体的肝脏制造，余下的30%则是从动物性的食物中摄取。胆固醇与血液中的各种脂肪蛋白结合后，便被传送到身体各个部分。胆固醇的作用有维持细胞机能、合成维生素D、制造荷尔蒙（如肾上腺皮质激素及雌性荷尔蒙）。若血液中的胆固醇过高，积聚在血管的内壁上，使血管变得狭窄和硬化，便会引致血管栓塞、中风、冠心病及动脉瘤等。

高胆固醇的成因主要有：

- 遗传。

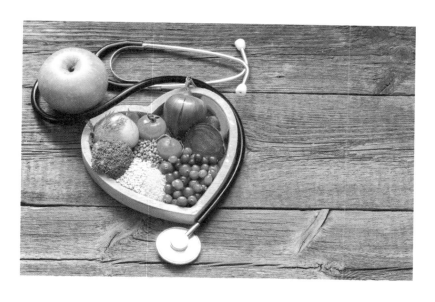

- 饮食习惯——高饱和脂肪和反式脂肪的摄入。
- 缺乏运动。
- 吸烟。
- 年龄增长。
- 肥胖。

我们的血液中有2种胆固醇需要注意：一种是好的胆固醇称为高密度脂蛋白胆固醇，而另一种是坏的胆固醇称为低密度脂蛋白胆固醇。

高密度脂蛋白胆固醇（high density lipoprotein, HDL）有保护作用，可减低患冠心病的风险。含单元不饱和脂肪酸较多的橄榄油、芥花籽油、花生油等有助于提升此类好的胆固醇。研究发现HDL的水平如超过60毫克/分升可以提供保护心脏的作用。因为好胆固醇可以帮助清除细胞中的胆固醇，并减少血管壁斑块的积累。

低密度脂蛋白胆固醇（low density lipoprotein, LDL）含量越高，患冠心病的机会越大。含饱和脂肪酸较多的动物脂肪会使胆固醇总量及低密度脂蛋白胆固醇量上升，增加患冠心病的风险。

反式脂肪（trans fat）是由氢化形成的一种脂肪，氢化是一种将液体油转变成固体（因此成为饱和）脂肪的化学过程。反式脂肪普遍存在于加工食品（例如快餐、休闲食品和一些人造黄油）中，反式脂肪会提高低密度脂蛋白胆固醇（坏胆固醇）量、降低高密度脂蛋白胆固醇（好胆固醇）量，所以应加以限制。

胆固醇的理想水平

总胆固醇	少于5.2毫摩/升或200毫克/分升
高密度脂蛋白胆固醇HDL	多于0.9毫摩/升或35毫克/分升
低密度脂蛋白胆固醇LDL	少于3.4毫摩/升或130毫克/分升

很多人以为食物里的胆固醇有好与坏之分，其实是一种误解。食物里的胆固醇只有高低之分，而好的和坏的胆固醇只在我们的血液中存在。要保持心脏健康和预防心脏疾病，可以注意要增加高密度脂蛋白（HDL）的水平。

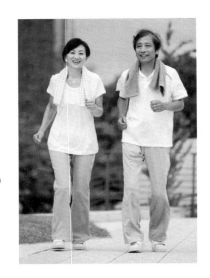

- 多走动，尝试每周五天中每天有30分钟的运动。

- 保持健康的体重。

- 切勿吸烟。

- 多选择含单不饱和脂肪（橄榄油、菜籽油、红花油）食物代替含饱和脂肪（动物脂肪）食物。

- 多选择大豆蛋白质食物来代替动物蛋白质食物。

- 选择含丰富奥米加-3脂肪酸的深海鱼类（每周2次）和核桃以增加奥米加-3的摄入量。

- 烟酸（维生素 B_3）补充剂，可向医师查询剂量或获得处方。

　　除了需注意高密度脂蛋白胆固醇以外，还要注意保持低密度脂蛋白胆固醇的水平正常。研究指出利用植物性饮食模式，即多吃能够降低胆固醇的食物，例如：豆类制品（豆腐、豆奶、大豆）、杏仁、添加植物固醇的人造黄油，以及富含水溶性纤维的食物，如燕麦、干豆类、薏仁、车前子以及某些蔬果如秋葵、茄子等；一年内能有助于降低胆固醇含量高达两成，效果等同于服用降胆固醇的他汀类药物。

降低低密度脂蛋白胆固醇的方法

- 增加摄取水溶性纤维食物。

- 每天吃 5～10 份蔬果（半杯或拳头大小为一份）。

- 多选择家禽、鱼类和瘦肉。

- 选择脱脂或低脂奶代替全脂奶。

- 用不含反式脂肪的人造黄油（同时富含植物固醇）代替条状人造黄油或酥油。

- 烹调方法可选择焗、焙、烤或蒸代替煎和炸。

- 烹调时可选用单不饱和脂肪油例如橄榄油或芥花籽油。
- 尝试每星期吃2～3次鱼和海产品。
- 减少吃高脂肪的小吃例如蛋糕、曲奇、炸薯片、冰激凌和糖果等。
- 多吃黄豆类制品例如豆腐、豆奶、豆制肉,黄豆等。
- 适量进食有助于控制胆固醇之功能食品,如亚麻籽、豆磷脂、添加了植物类固醇的人造植物牛油等。
- 多食用含抗氧化营养素的食物,如多种颜色的蔬菜水果、豆类、坚果及海鲜类食物。
- 每天快走30分钟。

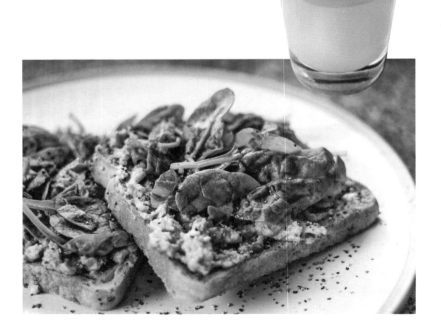

你了解抗氧化剂吗？
——提升免疫功能的好帮手

什么是抗氧化剂？

抗氧化剂包括维生素、矿物质和其他植物营养素。它能修复细胞免受自由基引起的伤害。许多专家认为这种损伤能导致多种慢性疾病，包括动脉硬化、癌症和关节炎。自由基也会干扰我们的免疫系统。因此，利用抗氧化剂对抗伤害有助保持我们的免疫系统强壮，帮助我们对抗感冒、流感和其他传染病。

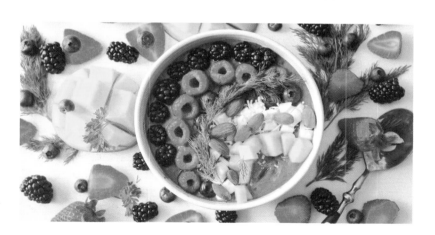

在哪里可以找到它们？

饮食里添加任何种类的水果和蔬菜均可增加抗氧化剂的量。可是一些食品的抗氧化剂比其他的高。三种主要的抗氧化维生素

是 β-胡萝卜素、维生素C和维生素E。你会在五颜六色的水果和蔬菜中发现它们,特别是那些紫色、蓝色、红色、橙色和黄色的水果。为了获得抗氧化剂的最大好处,尝试生吃这些食物或清蒸;不要煮太久或煮沸。

- β-胡萝卜素和其他类胡萝卜素:杏脯、芦笋、红菜头、西兰花、哈密瓜、胡萝卜、玉米、青椒、甘蓝、杧果、萝卜和羽衣甘蓝、油桃、桃子、粉红葡萄柚,南瓜,菠菜,甘薯,柑橘,西红柿和西瓜。
- 维生素C:浆果,西兰花,甘蓝,哈密瓜,花椰菜,葡萄,哈密瓜,羽衣甘蓝,猕猴桃,杧果,油桃,橙子,木瓜,红,绿,黄辣椒,荷兰豆,红薯,草莓,西红柿。
- 维生素E:西兰花,胡萝卜,甜菜,芥菜和萝卜青菜,杧果,果仁,木瓜,南瓜,红辣椒,菠菜,和葵花籽。
- 其他含有丰富的抗氧化剂的超级食物:李子,苹果,葡萄干,所有的浆果,红葡萄,苜蓿芽,洋葱,茄子,豆角。

维生素不只是食物中的唯一抗氧化剂。其他可以帮助提高免疫力的抗氧化剂还包括:

- 锌:牡蛎,红肉,家禽,豆类,坚果,海鲜,全谷类,强化谷物和乳制品中。
- 硒:巴西坚果,吞拿鱼,牛肉,家禽,强化面包和其他粮食产品。

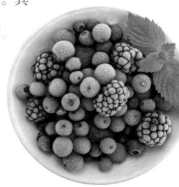

如何利用食物提升免疫功能小提示

- 选择多项健康食品。不要只专注于近期最热门的超级食品,只吃浆果或谷物并不能保持我们的健康。

- 更多不等于更好。吃太多的好东西有时候是有害的。如果你每天吃一个牛油果但没有增加更多的体力活动,你很容易增加体重。摄取太多的水果也能影响你的甘油三酯的水平。

- 适可而止。请记住,实现均衡的饮食有助于增强免疫系统,但是没有食物可以100%预防感冒和流感。更没有食物可以治愈它们。如果你感冒了,请给予自己足够的休息和水。

- 选择天然食品。橙汁含维生素C,但最好还是食用新鲜橙。它有维生素C和更多营养素。天然食品含有很多我们不能在药丸或果汁中找到健康的天然营养成分。

抗氧化剂:每日建议摄取量

为了获得最佳的健康和免疫功能,你应该参考含抗氧化质营养素的每日建议摄取量。这就是你需要保持健康和避免缺乏维生素或营养物质的摄取份量。

下面是一些抗氧化剂的维生素和矿物质每日建议摄取量:

- 锌:男性11毫克,女性8毫克。如果你是一个严格的素食者,你可能需要多达50%的膳食锌。这是因为植物性食物含较少的锌。

- 硒:男女性都是55微克。

- β-胡萝卜素:β-胡萝卜素是没有每日建议摄取量的。但医学研究所说,如果每天获得3～6毫克的β-胡萝卜素,你有可能会降低慢性疾病的风险率。

- 维生素C:男性90毫克,女性 75毫克;吸烟者应摄取额外的维生素C：男性 125 毫克和女性 110 毫克。

- 维生素E：男性和女性都是 15 毫克。

我们能不能从服用维生素或补充品去得到抗氧化剂？可以的，但您可能会错过了能增强免疫系统的其他营养物质。食品中含有许多共同促进健康的营养成分。例如，研究人员钻研水果和蔬菜含有抗氧化物质的好处：

- 槲皮素：这种植物性化学物质在苹果、洋葱、茶叶、红酒和其他食物中可以找到；它能消炎，并可能有助于减少过敏。
- 木樨草素：芹菜和青椒含有丰富的黄酮草能消炎，一项研究表明，它可以帮助预防大脑炎症，比如阿尔茨海默病。
- 儿茶素类：这一类黄酮类存在于茶叶中，儿茶素可能有助于降低心脏疾病、癌症和阿尔茨海默病的风险。

如果你不能从你饮食中的新鲜蔬菜得到足够的抗氧化剂，你可服用含有矿物质维生素的补充品。但要谨慎考虑用补充品去提高免疫力。抗氧化剂与其他营养素一样，适度是关键。例如维生素A和E摄入过多会存储在身体内，可能会有中毒危险。

防癌饮食，如何吃得出"色"？

蔬菜水果中富含天然色素，在每日的饮食中，您的选择应包括不同颜色的水果和蔬菜。如红色、橙色和深绿色。多种颜色的食物可为人体提供不同的营养素和植化物,这些营养都能帮助身体维持健康,也减低患癌症的风险。

以下的建议能帮助你轻松地将七彩颜色的食物加入膳食中:

- 把多种颜色的蔬菜加入汤或沙拉中,并与肉类和五谷类同吃,能增加饱腹感。
- 可在燕麦粥中加入紫番薯、甜薯/红薯或玉米。
- 可利用甜薯泥代替马铃薯泥。
- 在酸奶中加入不同颜色的水果。
- 绿色和橘色类蔬菜可轮流交替加入日常的膳食中。
- 与孩子一起于菜市场里选购一种你或他从没有尝过的水果或蔬菜,然后上网寻找相关的食谱,或者把蔬果洗净后新鲜食用,让孩子们有机会品尝不同的蔬果!

橙色——类胡萝卜素

橙黄色的蔬果含有类胡萝卜素。 β-胡萝卜素是类胡萝卜素的其中一种,也是维生素A的前驱物,所以它能转换成维生素A。维生素A能保障细胞膜,更能保护眼睛,预防视力减退。

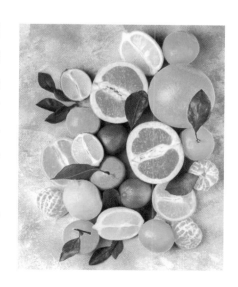

类胡萝卜素有高抗氧化能力,能抵挡形成老化的自由基10 ~ 20次的攻击。科

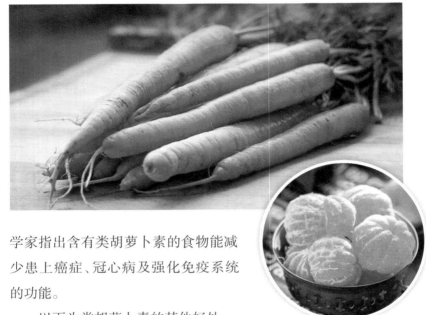

学家指出含有类胡萝卜素的食物能减少患上癌症、冠心病及强化免疫系统的功能。

以下为类胡萝卜素的其他好处：

- 有效预防皮肤受到紫外线的伤害。

- 强化人体免疫系统,从而增强抵抗力。

- 增加视网膜感光的敏锐度。

- 预防眼睛因老化而造成黄斑部病变。

橙黄色的食物中含有丰富的类胡萝卜素,如胡萝卜、黄/橙色灯笼椒、南瓜、杧果等。柑橘类水果不能提供大量的维生素A,但它们含有大量维生素C和叶酸,能减低婴儿患有先天性缺陷的风险。

类胡萝卜素的吸收方法与茄红素相同,要经过煮、炖、磨烂或烹调等方法才能释放当中的 β-胡萝卜素。

要达到食疗作用,每天只需吃85 ~ 170克含有类胡萝卜素的食物便可。

绿色——叶绿素

叶绿素为蔬果添上了绿色，让它们变得更健康和清新。由于绿叶蔬菜不含高热量，绝对是减重的最佳伙伴，更能减低患上癌症和冠心病的风险。大多的绿色蔬菜都是低热量和高纤维，并含有大量的叶酸、维生素C、钾和镁。绿色蔬果中更含有植化素（一种只存在于植物中的物质），如叶黄素、β-隐黄质和玉米黄质。叶黄素和玉米黄素都集中在眼睛的晶状体和视网膜黄斑区域，有保护眼睛的作用。而绿叶蔬菜如西兰花和菠菜等都含有丰富的叶酸，能减低婴儿患有天生缺陷的风险。

另有研究发现每增加一份（约100克）的绿叶蔬菜的份量，患上心血管疾病的风险便会减低11%，更会减低死亡率。绿菜蔬菜含有丰富的镁和低食物GI值，能有效控制糖尿病。研究指出，每

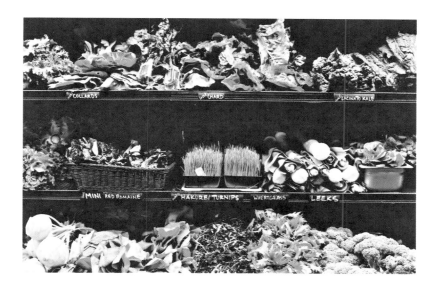

增加一份绿叶蔬菜的份量,患上糖尿病的机会便会减少9%。多吃绿色的蔬叶对人体确实百利而无一害。

以下为绿色蔬菜的例子:

芦笋,西兰花,白菜,黄瓜,生菜,青椒,菠菜,中国西兰花,芹菜,四季豆等。

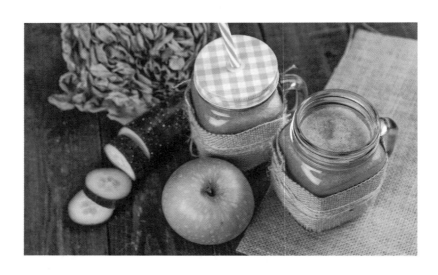

红色——茄红素

不只是绿色蔬菜对人体有益,不同颜色的蔬果能供给人体不同的营养。红色蔬果不但令食物的卖相变得更吸引,当中还富含对人体健康有益的茄红素。

研究显示每星期吃10份以上番茄的男士,前列腺癌发病风险比一般人低34%;而每星期吃2份番茄的人,发病风险比每月吃少于1份番茄的人低23%。因此,茄红素能减低患上前列腺癌的风险。男士只要每周至少吃2次煮熟番茄,便能有效预防前列腺癌。

茄红素有抗氧化的能力，能增
强免疫力和抗老化，更能消除造
成人体疾病和老化的自由基。

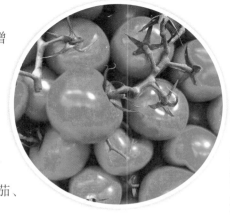

由于茄红素存于细胞内，所
以经过切碎、磨烂、烹煮后，人体
更容易吸收其中的营养成分。茄
红素存于红橙色的蔬果中，如番茄、
木瓜、西瓜、草莓及红肉西柚等。

市售的番茄制品含有大量钠，高血压人士宜选择低钠配方或
自行烹调。

黄色——浅识天然色素姜黄素

姜黄素是一种从姜黄中分离出的多酚类化合物。姜黄素的
由来可追溯到几千年前的印度，印度一直以来都将其作为一种香
料或调味品，最常见的是添加到咖喱和芥末中。天然的姜黄外观
与生姜略相似。姜黄素干重大约占纯姜黄的3%。姜黄素有天然
的橙黄颜色，因此也作为一种天然色素广泛应用于巧克力、酱卤制
品等多类食品等染色。

除了作为天然色素与调味品外，姜黄素还在日本被用于茶
中，在泰国被用于化妆品中，在韩国被用于饮料中，在马来西亚被
用作防腐剂。在美国，姜黄素也被作为防腐剂或着色剂用于芥末
酱，奶酪，黄油和薯条中。

很多的医学研究发现姜黄素还具有抗炎、抗氧化的作用。例
如，在抗炎方面，姜黄素可以降低人体中肿瘤坏死因子（TNF）和白

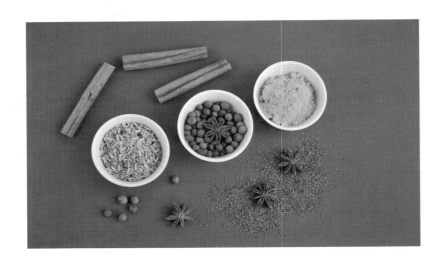

介素6（IL-6）——肿瘤坏死因子和白介素是炎症标志物，也是2型糖尿病的关键病因。若人体处在长期发炎的状态，患癌症、心血管疾病等慢性病的概率会增加。因此，有效抗炎能帮助预防一些慢性疾病的发生或恶化。另外，研究还指出它有助于管理关节炎，焦虑症和高脂血症。因为姜黄素对人体健康的功效，它在巴基斯坦被用作抗炎药，在美国被制成胶囊和粉末形式作为健康补充剂。

值得注意的是，大多医学研究都是针对使用姜黄素或姜黄素含量高的姜黄提取物（超过1克/天），并且克服了姜黄素生物利用度方面的挑战。单纯食用天然的姜黄很难达到这个剂量。姜黄素由于它为溶解性低、在肠道中新陈代谢过快，导致它生物利用率过低。所以直接食用姜黄素，人体对它的利用率并不高。但也有研究显示，当把姜黄素与含胡椒碱（piperine）的黑胡椒一起食用时，姜黄素的生物可利用率会提高。若没有与含胡椒碱一起食用，大部分的姜黄素就会很快地直接被排出体外，不被吸收。

由于人体对姜黄素的利用率低，近年来对姜黄素的真正功效也越来越受争议。一些研究表示对姜黄素的研究效益低，应该停止以避免浪费对其研究的资金。但也有研究人员建议姜黄素的潜在益处还是有研究价值，未来的研究应该采取更全面的途径，解释姜黄素多样的特性与人体健康的长期关系。

另外需要注意的是，虽然姜黄素是一种天然提取物，但并不代表可以随意或过量使用。联合国和世界卫生组织食品添加剂联合专家委员会（JECFA）和欧洲食品安全局（EFSA）建议，姜黄素的每日允许摄入量（ADI）与人体体重的比值不超过 3 mg/kg。在中国的《食品安全国家标准 食品添加剂使用标准》（GB 2760—2014）中规定了姜黄素在食品中的使用范围和使用限量，在可可制品、巧克力、巧克力制品、碳酸饮料以及果冻等食品中最高限量仅为0.01克/千克；而在糖果等食品中的最高限量为0.7克/千克。

怎么吃可以预防癌症？

癌症是一个令人恐惧的疾病，也影响着很多人的健康。美国癌症研究所的报告证实多种的癌症是可以预防的，最主要的要点为：

- 在健康范围内保持纤瘦，以及避免于成年后增加体重。
- 每天最少进行30分钟体力活动。
- 多吃植物性食物，多吃各种蔬菜、水果、全谷物和豆类（如大豆）。

- 限制进食高热量的食物和含糖的饮品。
- 限制进食红肉及避免食用加工肉类。
- 减少盐和含盐的食物。
- 如果有喝酒的话,限制酒精饮料一天男性2杯、女性1杯。
- 不要使用补充剂来预防癌症。

健康的饮食也与预防癌症息息相关,日常有些食物中需要谨慎摄入

1. 脂肪类

- 有研究证实,低脂肪饮食有助减低乳癌复发率。
- 研究显示,大量进食饱和脂肪可能会增加大肠癌、前列腺癌和肺癌发病机会。
- 含高饱和脂肪食物包括奶油、黄油;肉类的皮如凤爪、鸡翅、乳猪;肥肉如五花腩、腌肉;禽畜内脏如牛什等。近骨的地方,通常脂肪积聚,所以骨汤虽然美味,却富含饱和脂肪酸。
- 红肉,如猪、牛、羊肉,饱和脂肪酸含量较高,建议每星期食用不超过500克。

2. 盐类

- 研究显示,经常进食高盐分食物,可能会令患胃癌的危险性增加。
- 高盐食物:腊肠、咸蛋、香肠、腌肉、咸酸菜等腌制食物含硝酸盐,硝酸盐在胃的酸性环境下与蛋白质产生化学作用,合成亚硝酸胺;亚硝酸胺亦是一种极强的致癌物。另有研究

发现,年轻时进食过量咸鱼,可能与日后患上鼻咽癌有关。

- 偶尔食用高盐食品同时要多吃水果和蔬菜增加抗氧化物、减低致癌物对身体的破坏。例如吃腌肉香肠早餐时,要加一杯橙汁;吃腊味饭时多吃蔬菜,或饭后多吃水果或喝一杯柠檬茶。

- 食物调味不妨尝试用果汁、香料、香草腌制肉类,或配以金针、木耳、香菇、鲜果等,可减低用盐量,还可以增加食物的风味。

3. 糖类

- 包括白糖、蜂蜜、甜品等。

- 提供额外热量,过量易导致脂肪囤积,影响体重,过重也会增加患癌症概率。

4. 腌制、烟熏、烧烤及高温烹煮的食物

- 研究发现肉类经高温炭烧、煎炸和烟熏时,会释放致癌物杂环胺(HCAs),可能增加患胃癌和大肠癌的风险。另一方面,当烧烤肉类时,脂肪受热变成液体,洒落在烧得正红的炭上而形成烟。这些烟进入肉里面,产生另一种致癌物多环芳烃(PAHs),容易诱发癌症。

营养师小贴士:如何享受健康烧烤

1. 降低烹调温度

- 避免烧焦肉类,焦掉的肉类含有极高的致癌物质。

2. 先以调味酱腌制食物,定时把肉翻转避免烧焦

- 根据美国癌症协会的研究,先把肉类腌制能减少高达96%

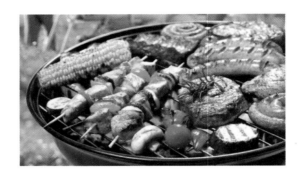

杂环胺的形成。

3. 多烘烤瘦肉类及少烟熏类食物

● 高脂肪的肉类高温下熔化会变成油脂。因此,不要只烘烤红肉类(牛肉、猪肉、羊肉、香肠等),多选择其他的食物如鸡肉和鱼肉。

4. 如果你真的很喜欢红肉,可尝试烧烤串烧

● 切细的肉类可减少烹调时间,也可以把不同的蔬菜加在串烧上。

5. 尝试烤蔬菜和水果,因为烤蔬果并不会产生杂环胺

此外,水果和蔬菜含有抗癌的营养素和植物化学物质,植物化学物质可刺激身体中的蛋白酶,把杂环胺转换成无效用和稳定的形式,使杂环胺更容易排出体外。

多吃什么食物可以预防癌症

蔬果提供各种不同的维生素、矿物质,含有多种防癌植化物,如抗氧化营养素、蒜素、番茄红素和儿茶素等,而且蔬果脂肪低、更含丰富纤维质。世界卫生组织建议,每天进食400克以上的蔬果

可增强抵抗能力,减低疾病及癌症发病率。不同的蔬果功效有别,例如,叶菜对减低患肺癌比较有效,而红萝卜、番茄、洋葱、杂菜色拉和柑橘类水果对预防胃癌、大肠癌成效较佳,十字花科蔬菜有助于预防结肠癌,因此我们每天应选吃不同颜色和种类的蔬菜水果,以达最佳效果。

"每日2+3",提醒我们多吃蔬果以防癌:即每日吃2份蔬菜加3份水果或3份蔬菜加2份水果。一份的大小参考量如下:

- 一份蔬菜＝半碗煮熟的菜。
- 一份水果＝一个中型生果。

另外,蔬菜水果中丰富的植化物为植物用来保护自己的物质,研究发现这些植化物可以干扰癌细胞产生的过程、分解致癌物及增强免疫系统。蔬菜水果中的抗氧化营养素,包括胡萝卜素、维生素C、维生素E、微量元素硒等则能抑制在新陈代谢过程中产生的"坏分子"游离基对细胞的破坏,减少细胞癌变的机会。

一些常见的癌症预防问题解答

1. 实行饥饿疗法是否能减轻癌症症状呢?

目前并无证据证明,在癌症治疗期间或治疗后断食是健康的做法。"少吃可以让癌细胞死掉"是错误的观念,良好的营养状况,才能恢复身体机能及免疫能力。癌症治疗期间更需要多补充高营养、高维生素等易吸收的食物。癌症病人秉持"均衡饮食、增加热量、增加蛋白质"三大原则即可。

2. 是否需要特别补充其他营养食品?

食物中某些成分可能具有防癌效果,但并不能治疗癌症。服用无科学证据证明有价值的补充剂与药草,有危害健康及影响病情的潜在危机。所以还是建议从食物中摄取维生素和植化物。

3. 人参、云芝、灵芝是防癌食品吗?

实验研究发现,人参内的皂苷有可能抑制细胞癌变,增强免疫力,但其防癌功效目前还未有定论。云芝、灵芝属菰类植物,含有多糖。很多研究都证实,多糖能提升免疫力、加强干扰素、球蛋白及肿瘤坏死因子的分泌、攻击初形成的肿瘤细胞,尤其是肠胃方面的癌变。菰类亦含丰富纤维质,可加速肠道蠕动,减少致癌物质在肠道内逗留的时间。总体而言,云芝、灵芝等营养补充品仍在研究阶段,但这类植物有可能提高免疫能力。最好还是多吃冬菇、香菇、草菇、木耳等菇类植物。不用花费在昂贵的营养补充品上。

营养师的总结

没有单一食物或营养素可以完全预防癌症。食物必须相辅相

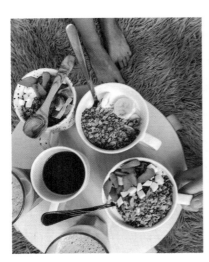
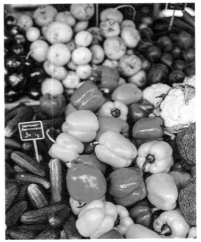

成，互相配合，才能发挥最好的营养价值，达到防癌的效果。长期偏重于某种不健康的饮食方式，才会导致癌症或其他慢性病发生。所以，只要我们尽早养成均衡和健康的饮食习惯，多摄取防癌营养和尽量避免致癌物质，再加上不吸烟、少喝酒、多运动，防癌自然能事半功倍。

如何利用营养调节免疫力，对抗流行病毒？

营养不是万能的，免疫力也不是万能的。营养不良会导致免疫力低下。如果想让身体在最佳状态下运转，避免营养不良对保证免疫力很有帮助。但是反过来讲，就不一定成立了。营养过剩并不会转化成额外的免疫力，免疫力正常也不能让你百毒不侵。

假设你的身体是座城堡，充足的营养最多给你城堡里的卫兵保证了粮草补给，有些人天生免疫力稍微好一些，就好比自带一条护城河，能缓冲一下敌军的攻势。但你该做的是先不要给自己挑起战争，也就是说不要去惹病毒上身，保证健康好习惯如勤洗手、分餐制、遮挡喷嚏咳嗽等，这些是最重要的防御策略。搞清楚这些前提后，我们再介绍目前研究发现有什么调理免疫力的新发现。由于身体对营养的需求在不同生理和病理情况上有所不同，不能一概而论。

武汉金银潭医院院长曾在新冠疫情发布会上说新冠肺炎是一种自限性疾病。也就是说很多患者是可以通过自身免疫力战胜这种疾病的。

大部分健康人目前是没有生病的，关心怎么能够降低生病的风险，更关心如果不小心被传染，身体是否能够自愈。那么这个时候我们需要做的是保障我们的免疫力在最佳状态下备战。免疫系统相当复杂，也受许多因素影响，包括生活方式、睡眠、压力、吸烟、饮食等等，现主要从科学的角度讲讲从饮食方面如何帮助保障免疫力。

营养免疫学研究上目前发现以下几种营养素和功能性营养物质对调节免疫力有帮助。

营养素在免疫调节上的作用机制

1. 维生素D

维生素D通过刺激固有的抗微生物免疫反应可以增强对入侵细菌、病毒和真菌的消除。维生素D在临床上可用于缓解自身免疫性疾病和炎性疾病。如果维生素D的摄入量充足，可以通过促进先天免疫来帮助维持/加强机体抵抗感染的能力。冬天紫外线少，很多人容易在冬天缺乏维生素D，免疫力可能因此而下降。含维生素D高的食物主要为蛋、奶、鱼、蘑菇。老年人吸收功能差，户外活动少的可以在医生或注册营养师的指导下考虑补充维生素D补充剂。

2. 维生素E

维生素E是存在于所有细胞膜中的链断裂型脂溶性抗氧化剂，免疫细胞中维生素E的含量特别高，可以保护它们免受与高代谢活性以及高多不饱和脂肪酸含量相关的氧化损伤。早期的动物实验发现维生素E缺乏能够削弱免疫力，而补充维生素E能够逆转对免疫力的影响。在人类实验中,维生素E对免疫力影响由于干扰因素比较多,目前没有确切的定论。有部分研究发现每天补充200毫克维生素E,持续一年时间,降低了65岁以上养老院老人的上呼吸道感染发生率。而一项针对荷兰老年人的双盲实验中发现该计量对呼吸道疾病发生率没有影响,甚至报告感染程度有所加重。富含维生素E的食物包括坚果类如杏仁和葵花籽、植物油、牛油果等。

3. 锌

锌缺乏在发展中国家很普遍,它是细菌性腹泻和肺炎的第五大主要危险因素。锌是维持免疫系统稳态的关键营养物质。通过补充锌来纠正锌缺乏症可以逆转免疫系统的损伤,并降低传染病的死亡率。从目前的研究来看,儿童和老年人患锌缺乏症的风险很高,这与免疫功能受损有关,导致这些人群感染的发病率和死亡率增加。通过补充改善锌的状况可能有助于解决该问题,尤其是对于血清锌水平较低的人。富含锌的食物包括贝类海鲜、牛肉、猪肉、禽类、坚果类、全谷物等。

4. 鱼油和奥米加-3不饱和脂肪酸

有充分的证据表明,奥米加-3不饱和脂肪酸可以调节免疫细胞活化所涉及的细胞和分子事件,特别是与细胞介导的免疫有关的活动。奥米加-3不饱和脂肪酸对慢性炎症有调节保护作用。富含奥米加-3不饱和脂肪酸的食物包括三文鱼、沙丁鱼、亚麻籽油、坚果类、芥子油等。

5. 益生菌

益生菌可通过多种机制发挥抗感染的保护作用。在一些研究中已经观察到益生菌对免疫和防御功能的有益作用。普遍接受的观点是，益生菌的这些作用与它们增强肠屏障和帮助维持正常渗透性，与肠道中的病原微生物竞争营养，附着于肠道上皮以及调节免疫细胞功能以清除感染的能力有关。同时益生菌可以防止过度反应和发炎。富含益生菌的食物包括酸奶、纳豆、泡菜、发酵的豆制品等。

是否必需消费保健品来改善免疫力

非也。保健品并不是必需的，过量甚至会有不良反应。多数研究发现天然的食物既安全且有效，而保健品由于高浓度，很容易因为过量而产生不良反应。比如通常大家认为维生素C有抗氧化作用，也被宣传为能够加速感冒的康复（其实证据并不充分），因此很多人会服用含有大量维生素C的保健品，且认为维生素C是水溶性的，不容易在体内堆积，但是这个想法是有危害的，目前认为维生素C的安全上限是2 000毫克/天，过量摄入维生素C会增加肾结石的风险，尤其是对肾功能不全的人群。在某些特殊情况下，没有办法做到平衡膳食的时候，如出差在外饮食受限，天灾人祸无法获取多样的食物，严重的食物过敏或者某些原因导致可以食用的种类限制，那么通过有针对性的补充膳食保健品，能够起到比较好的预防以及治疗作用。

生活中怎么做可以调节免疫力

现实生活中，我们不可能去计算每一天是否吃够了以上研究中提到的营养素。但是实际操作起来其实并不难。除了在饮食中包含上面所提到的营养素，再补充一下具体生活中我们还可以做到哪些有助于保障抵抗力的做法。

1. 保证膳食均衡

保证膳食均衡，这是所有国内外注册营养师推崇的营养健康第一原则。不管是国内的膳食宝塔还是国外的健康餐盘，基本原则都是通过保证食物的多样化来提供人体的健康需求。中国的健康指南请参考《中国居民膳食指南（2016）》。美国对大众的健康饮食教育主要使用一个简单易懂的健康餐盘概念，即保证每餐组成部分有一半是非淀粉类的蔬果类，淀粉类食物占餐盘的四分之一（并且其中一半来自全谷物类），最后的四分之一则是优质蛋白质。三大营养素（碳水化合物、脂肪、蛋白质）中，碳水化合物占总热量的45% ～ 65%，脂肪占20% ～ 35%，蛋白质占10% ～ 35%。

2. 吃五颜六色的蔬菜和水果

不同颜色的蔬果类通常含有不同的微量营养素，帮助降低炎

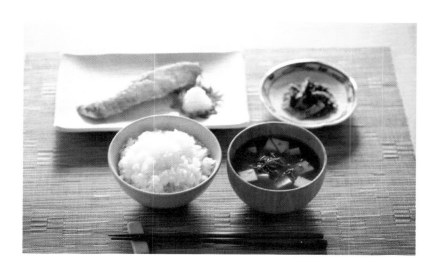

症,同时富含前面提到的调节免疫作用不可缺的营养素。另外不同颜色对预防疾病也很有帮助。比如,花青素使水果和蔬菜产生红紫蓝的颜色,并在体内充当强大的抗氧化剂;橙色和黄色水果和蔬菜中富含β-胡萝卜素,在体内转化为维生素A,可保持眼睛健康(预防黄斑变性和改善夜视力),也有一定抗癌作用;绿色的蔬果富含叶酸,维生素C,很多绿叶蔬菜其实含钙量也很高;大部分蔬果富含钾元素,帮助改善血压。总的来说不挑食,食物多样化能够安全有效地帮助你增强自己的抵抗力。

3. 益生菌

益生菌是能够增进肠道健康的微生物,可以帮助人体维持肠道的微生态平衡,而人体的免疫细胞有约80%分布于肠道,有越来越多的研究表明肠道健康对免疫功能有决定性的影响。所以当肠道缺乏益菌或菌群失衡时,免疫功能可能会下降,也会让人体更容易受到病毒入侵,患上如感冒和流感等轻微疾病。从饮食上增加摄取富含益生菌的食物,包括发酵乳制品如酸奶、奶酪、泡菜等,同时要注意摄取益生元(益生菌的食物),能帮助刺激肠中益生菌的生长以保持肠道细菌的适当平衡,对免疫功能大有好处。

4. 蘑菇杂菌

蘑菇不仅味道鲜美,营养丰富,而且可以促进免疫细胞的分裂。研究表明,蘑菇可以增加细胞因子的产生,有助于身体抵抗病毒入侵造成的感染。它们还富含多糖,可增强免疫功能。另外,类似于水果和蔬菜,蘑菇富含抗氧化剂,有助降低炎症。蘑菇还含有一些B族维生素,包括烟酸和泛酸以及矿物质硒,这些营养素都对免疫系统大有好处。一些市面上常见的蘑菇杂菌包括花菇、舞茸、蚝菇和褐色蘑菇、白蘑菇等。

5. 生姜

根据国际预防医学杂志（*International Journal of Preventive Medicine*）2013年发表的一篇文章指出，生姜是一种具有抗炎和抗菌特性的强效抗氧化剂。正因为如此，姜的食疗用途广泛，包括帮助对抗普通感冒和流感。生姜的抗炎性可以帮助缓解喉咙痛；生姜还含有姜辣素和姜烯酚，这些抗菌的化学物质可以帮助抵抗感冒和流感病毒。生姜也是容易入菜的香料，建议多利用它来炒、炖、入汤等，以获得上述的健康益处。每逢感冒时，也可用一汤匙新鲜切碎的姜泡上一杯暖暖的生姜茶。

合理的饮食能够帮助我们的身体达到理想状态，健康的习惯可以帮助我们预防疾病，积极的生活态度和生活方式也是养生的重要组成部分。各个因素缺一不可，不要让任何一个因素成为你的短板，其他部分做得再好，可能也会功亏一篑。以上信息是根据现有数据编写，科学在进步，随着我们对健康的认知越来越多，让我们保持一份开放的求知心态不断进步。

痛风患者应该吃什么？

痛风并不罕见，有些人被痛风困扰，但对痛风知之甚少。他们可能只听说过痛风是由于血液中尿酸水平过高或食用了富含嘌呤的食物。

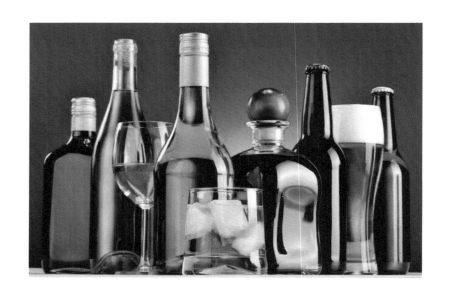

什么是痛风?

痛风是一种慢性疾病,其特征是由尿酸在关节中形成的单钠尿酸盐晶体沉积引起的剧烈疼痛和肿胀的反复发作,关节周围组织中晶体的无痛沉积。尿酸是人体分解某些食物(通常是含嘌呤的食物)时产生的化学物质。

我们的身体在不断地加工、分解嘌呤,回收利用或去除副产物。当肾脏不能有效排出尿酸或者身体里尿酸过多的时候,就会引起尿酸浓度增高,久而久之,在一定的条件下产生晶体聚集在体内。

痛风倾向于发生在下肢的关节。大约一半的痛风患者最初的症状出现在大脚趾,继而脚背、脚踝、脚跟、腕部、肘部、手指和拇指根部(掌指关节)也可能受到影响。尿酸晶体的沉积可能会导致关节变形和严重的残疾。疼痛通常从晚上开始,并且严重到足以使人从睡眠中醒来。

通常,痛风的发展分为四个阶段:无症状、急性、临界和慢性。

痛风发病率

据报道,全球痛风患病率从0.1% ～ 10%不等。

- 男性患痛风的可能性几乎是女性的三倍。
- 男性痛风的首次发作通常发生在40 ～ 60岁之间。
- 女性痛风的首次发作则介于50 ～ 70岁之间。这种病很少发生于绝经前的女性(可能跟雌激素保护作用有关)。

如果只有高尿酸血症且没有发生过痛风,高尿酸能预测痛风的发生,当血清尿酸水平高于6.8毫克/分升(408微摩尔/升)时,晶体沉积的可能性增加,痛风发生的概率增加。虽然大部分有高尿酸的人并不一定会出现痛风,但是如果有家族史,那么尿酸水平升高要格外注意。

痛风的诱发因素

大多数痛风发作没有明显原因,偶尔会在手术、感染或创伤后发作。

其他增高患痛风风险的因素包括:

- 肥胖[但体重快速减轻/饥饿(如断食减肥)/脱水也会增加痛风的风险]。
- 高血压。
- 糖尿病。
- 大量饮酒:饮酒不仅增加尿酸的产生,同时降低尿酸的排出。

- 大量高嘌呤食物摄入。
- 某些药物：低剂量阿司匹林以及几种类型的降压药物，还有利尿剂、β–受体阻滞剂和大多数肾素—血管紧张素系统药物。
- 家族史。
- 肾功能下降。
- 剧烈运动。
- 高血脂。
- 代谢基因变异。
- 提前绝经。

尿酸结晶的形成

有些人尿酸偏高但不痛不痒，而有些人稍微高一些就痛风频发。患有高尿酸血症不一定会发生痛风，实际上，只有不到20%的高尿酸血症患者会出现痛风，但是痛风发作的人一定有高尿酸血症。

看了不少现有的科普资料，很少有人进行深度的科普来讲讲痛风的关键原因——尿酸晶体/痛风石的形成。那么尿酸结晶（痛风石）形成的条件有什么？

- 尿酸浓度。
- 温度。
- 血液pH值。
- 大分子生物蛋白。

知道了这些条件又有什么意义呢？尿酸浓度这个都比较熟悉了，越高越容易沉积。温度降低，血液pH过高或过低，关节中的大分子生物蛋白异常或浓度过高都容易促发尿酸盐形成晶体。除了下面讲到的关于如何影响尿酸，也不能忽视一些其他细节，比如注意局部保暖，避免过度运动（运动增加乳酸使血液pH降低），注意补水等都是痛风患者需要注意的一些问题。

痛风的治疗

1. 急性发作

- 尽管急性发作通常是自限性的，并在1～2周内自发消退，但治疗可加快症状消退，建议在发作后尽快进行治疗。
- 不严重的情况下通常会使用止痛药来缓解疼痛和肿胀。严重的话，医生将使用抗炎药联合治疗。

2. 反复发作

- 除了以上治疗手段，医生会建议使用降尿酸的药物，例如别嘌呤。

痛风的预防

治疗的同时，病人需要控制饮食中摄入的嘌呤和果糖，戒酒也是必要的。预防痛风发作可以通过降低风险因素着手。

- 减肥：但避免减重过快，每周1斤的速度是合理的。不建议高尿酸的人通过断食减肥或者用低碳高蛋白减肥法，高蛋白减肥法容易摄入过高的动物蛋白引起尿酸堆积。
- 维持正常血压：建议高尿酸血症的人采用得舒饮食。控制好血压有助于保护肾功能。

- 充足饮水：避免脱水，脱水容易让尿酸浓度进一步增高。

- 保护肾脏功能：肾脏在去除过多的尿酸中起着重要的作用，以上的几点都有助于我们保护肾功能。如果有血糖问题的人，控制好血糖也对肾脏健康非常重要。

- 限制高嘌呤食物的摄入：避免过量食用海鲜、内脏等高嘌呤食物，避免饮酒，特别是啤酒。下面会具体来讲关于影响尿酸的食物或成分。

- 药物调整：前面提到了有些药物容易导致尿酸增高，而反复发作的痛风患者需要服用降尿酸的药物。总的来说，遵医嘱服药，及时调整用药以达到最好的治疗效果。

- 戒酒：酒精会增加尿酸产生，降低尿酸排出，特别是啤酒，会增加外源性嘌呤摄入。有痛风的人戒酒是关键。

限制嘌呤摄入能降多少尿酸

在现有的科普文章中几乎没有人把外源性嘌呤摄入量与尿酸水平的关系讲清楚。换句话讲，如果在不发生营养不良的情况下，把嘌呤摄入量尽可能减少，那么体内尿酸水准到底能降低多少？饮食和尿酸之间的关系并没有特别明朗，现有研究大部分是观察性研究，少数研究指出饮食中的嘌呤对升高尿酸的作用有限，因饮食中嘌呤摄入升高的尿酸幅度只有1～2毫克/升（大概60～120微摩尔/升）。对于长期摄入大量高嘌呤、高果糖食物且大量饮酒的人来说，应该减少到适量的程度，如果在改变了生活习惯后仍然尿酸浓度过高，那么在痛风发作以后，医生会开始考虑用药（单纯的高尿酸,没有发生过痛风的人,一般不会预防性地使用降尿酸药物。)

影响尿酸的食物或成分

升高尿酸的食物或成分(少吃):

- 嘌呤

限制食用的高嘌呤食物:肝脏,脱水的食物(鱼干、肉干、豆干、蘑菇干、笋干,因为脱水后嘌呤比例变高),红肉,海鲜(贝壳类和小鱼干)。但目前并没有有力证据指出高嘌呤的蔬菜类会增加高尿酸风险。

每天的嘌呤摄入量应小于400毫克/分升[相当于每天食用小于200克(生重)左右的瘦肉类]。

- 果糖:尿酸是果糖代谢的产物之一,有研究表明果糖会增加血液中的尿酸水平。
- 番茄:与痛风发作有正相关(注意:相关性不代表因果关系)。

除此之外,其他升高尿酸的食物:山梨糖醇,蔗糖,乳酸盐,甲基黄嘌呤。

降低尿酸的食物或成分(适量多吃):

- 咖啡:但不是咖啡因,而喝茶对降尿酸并没有什么作用。
- 维生素C:研究发现每天摄入1 000 ~ 1 500毫克的人比每天摄入少于250毫克的人患痛风的风险低45%左右。维生素C通过影响尿酸的重吸收,有助于尿酸的排出。
- 乳制品。
- 叶酸。

- 樱桃。

要点

- 高尿酸血症是痛风发生和复发的主要危险因素。
- 高尿酸是由于体内尿酸产生过高或者排泄下降或者两者皆有。
- 痛风患者如果肥胖需要减肥，但是不宜过快。
- 痛风患者需要戒酒，饮酒增加尿酸产生同时降低尿酸排出。
- 限制高嘌呤动物来源的食物摄入，高嘌呤植物来源的食物无须过分限制。
- 痛风患者需要限制果糖摄入。
- 保持良好的血压和肾脏功能，脂质和血糖控制是预防痛风的有效手段。
- 单纯高尿酸血症（未发生痛风）目前不推荐服药作为预防手段，痛风发作以后，痛风易感人群最好遵医嘱服用降尿酸药物。
- 可以增加维生素C、乳制品摄入等，以帮助降低尿酸。

肠道健康饮食知多少？

很多人觉得肠胃不舒服只是小问题，上个厕所或是等会儿就会没事。但随着现代科学的进步，越来越多证据显示人体的肠道

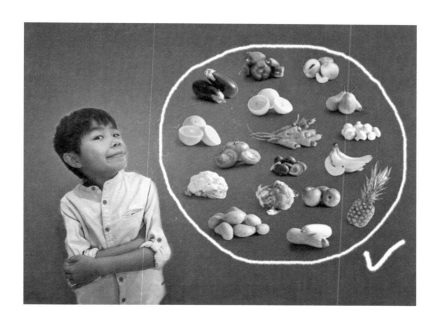

健康不仅仅是吃坏东西,或是偶尔便秘那么简单。整个消化系统是人体最大的系统之一,肠道内的菌种左右了整体健康,其功能牵扯到的不只是消化吸收而已,它与免疫系统、神经系统、内分泌系统,甚至心理状态都有一定程度的关联。

　　人体由七成以上的免疫细胞配置在肠道内,试想,人类每天吃下去那么多东西,既多且杂。无论是生鲜食物或是熟食,植物还是动物,所有的外来细菌以及杂质都是靠着在肠胃内的免疫细胞以及菌种被分解消灭。所以肠道不只是消化器官,也是人体最重要的免疫器官。肠道内的免疫细胞以及菌种在每个人的出生后头几年大致形成。其形成的条件取决于很多因素:生产过程,母乳,以及环境等等。肠道中蓄养了数以亿万计的肠内细菌,有益菌/益生菌与有害菌互相竞争,形成平衡。

随着年纪渐长,肠道有益菌逐渐减少、有害菌逐渐增加,进而影响肠胃机能及人体健康,称为肠道老化。顾名思义,要保持肠道的健康,我们就需要维持或增加有益菌的数量,减少或是避免有害菌的增加。从饮食上可以从两头进行:可以直接摄取益生菌种含量高的食物,包含优酪乳、泡菜、纳豆、味噌等发酵食物,或是由医生和营养师建议益生菌营养补充品。除了直接摄取以外,我们也可以多吃支持益生菌种生长的所需要食物,称为益生元(prebiotics)。益生元的来源主要为膳食纤维及果寡糖,包括全谷类、豆类、海藻类、菌类、根茎类、新鲜蔬菜及时令水果等。相对的,减低有害菌种的食物来源也可以促进肠道监控,有害菌种主要以蛋白质和脂肪为能量来源,包含油脂、肉类、蛋,奶制品等。

总的来说,多吃蔬菜水果、豆类、全谷类食品,少吃红肉、油炸食品或是糕点都耳熟能详。但是除了大家常常听到的高血压、糖尿病等慢性疾病以外,这些健康饮食指南对人体的帮助不仅仅是直接控制血糖、胆固醇而已,而是环环相扣,对整体健康有着绝对的影响。

常见的消化系统疾病应该如何管理?

以下是常见的消化系统疾病以及饮食管理:

1. 胃酸逆流

胃酸过多、不正常地向上反流进入食道甚至口腔,导致食道黏膜受损、发炎的一种慢性疾病。症状包括火烧心(灼热感)、反胃、胸骨后疼痛、慢性咳嗽等。

饮食上应避免暴饮暴食,尽量少量多餐进食,并避免以下食物。

- 咖啡因食物:咖啡、绿茶、巧克力、饮料。
- 含薄荷食物:凉糖、口香糖、薄荷茶。
- 辣及喝酒。
- 高油脂食物:油炸物、加工肉类、全脂奶类、点心等。

生活形态上可以减重、增加运动、戒烟、避免睡觉前进食。

2. 乳糖不耐症

人体内不能有效消化摄入的乳糖、并产生不良反应的一种状态,主要原因是消化系统内缺乏消化乳糖所必需的乳糖酶。乳糖不耐症不是对牛奶过敏,不耐症的症状主要为腹胀、腹痛、排气、腹泻、腹鸣和呕吐。过敏反应则泛指湿疹、鼻炎、结膜炎、支气管收缩等。

饮食上管理以避免乳制品为主,尤其是牛奶。乳制品中起士、酸奶、优酪乳等在制作过程中部分乳糖已经被分解,相对来说较不容易引起症状。大部分的人群可以消化一定程度的乳糖,每个人的安全量则根据饮食以及乳制品的品种不同而定。乳糖不耐症较严重的人群可以选择植物性奶类,比如豆奶、豆浆、杏仁奶、各式坚果奶品等。食物上可以多摄取高钙质的食物:沙丁鱼,豆腐,深绿色蔬菜,豆类,钙质强化果汁,杏仁等。

3. 腹泻

每个人都有拉肚子的经历。腹泻指的是身体需要的东西在未消化、吸收的状态下就全部排出。

饮食上管理以多补充水分、清淡饮食为主。多补充水溶性纤维帮助大便成形:燕麦片、香蕉、苹果、木耳、秋葵、芋头、豆类,少吃高纤维蔬果：生菜、芹菜、坚果等。

4. 便秘

便秘是消化和吸收后食物渣滓一直囤积在人体肠道里无法排出。便秘被定义为每周少于三次排便。

饮食上管理为多补充水分、黑枣、乌梅汁，多吃高纤维五谷蔬菜生果，多运动，帮助肠胃蠕动。

5. 大肠激躁症

没有任何肠胃道疾病损伤下出现腹痛及排便形态改变的症状。这些症状是长期的，通常会持续数年。大肠激躁症有可能因肠道感染后遗症、情绪、压力等因素所引起。

近来的研究证实食物或食品添加剂中的一些短链碳水化合物（oligosaccharide）和糖醇（sugar alcohol），这些短链碳水化合物简称FODMAP（Fermentable Oligo-, Di-, Mono-saccharides And Polyols）在人体肠道中无法被完全消化，因而被肠道的细菌发酵利用。根据此食物的特质，有大肠激躁症的人群可以减少这些包含FODMAP食物的摄取，帮助控制症状。

含高FODMAP的食物（需要避免或减少的）

- 蔬菜：芦笋、洋葱、韭菜、大蒜、豆类、甜菜根。
- 水果：苹果、梨、杧果、桃子、李子。
- 乳制品：牛奶、市售酸奶、冰激凌、软质奶酪。
- 蛋白质来源：豆类（不包括发酵豆制品和豆腐）。
- 谷物和面点：小麦以及各种小麦制品、黑麦。
- 坚果：开心果、腰果。

低 FODMAP 食物（可以食用的）

- 蔬菜：青菜、菠菜、豆芽、白菜、青椒、胡萝卜、黄瓜、西葫芦、生菜、西红柿。
- 水果：香蕉、橙子、柑橘、柚子、葡萄。
- 乳制品：无乳糖牛奶、无乳糖酸奶、硬质奶酪。
- 蛋白质来源：猪牛羊肉、鱼肉、鸡肉、发酵豆制品（豆豉等）、豆腐。
- 谷物：无麸质面包、酸面包、大米、燕麦、无麸质比萨。
- 坚果和种子：杏仁、南瓜子。

注意饮食以外还有以下建议

- 根据症状调整纤维摄取份量与种类。
- 每天吃一茶匙亚麻籽。
- 无麸质饮食。
- 减少高油脂食物摄取。

生活形态上建议压力管理，生活作息正常，戒烟酒等。

胀气

　　胀气本身可以是一个恼人的毛病，也可能是其他肠道问题所造成的症状之一。大量的肠道气体会引发打嗝、胀气、腹痛和大量排气，或合并食欲不振、恶心、呕吐等症状。

　　如果有长期胀气问题应该要先排除特定疾病并加以治疗。单纯胀气问题饮食管理方式是则是减少避免易产气、粗糙、多纤维的食物。

高胀气食物

- 蔬菜类：洋葱、蒜、韭菜、花椰菜、高丽菜、包心菜、荷兰豆、豌豆、芦笋、芋头、秋葵。
- 水果类：西瓜、桃、李子、梅、柿子、梨子、苹果、杧果、樱桃、酪梨、黑莓、大部分干果。
- 蛋白质类：黄豆、黑豆、豆浆、豆皮、牛奶、羊奶。
- 坚果类：腰果、开心果、榛果。
- 谷物类：面、面包、黑麦制品、大麦制品。
- 其他类：蜂蜜、果糖。

低胀气食物

- 蔬菜类：叶菜类、莴苣、豆芽、茄子、青椒、胡萝卜、黄瓜、绿豆、番茄、芹菜。
- 水果类：香蕉、柑橘类、莓果、凤梨、葡萄、奇异果、百香果、木瓜、哈密瓜、榴梿（也作榴莲）。
- 蛋白质类：豆腐、豆干、纳豆、起司、酸奶。
- 坚果类：花生、栗子、夏威夷果、核桃、松子。
- 谷物类：米、燕麦、大米、米浆。
- 其他类：枫糖、橄榄油。

另外，还应该

- 避免摄取高油脂、高糖类的食物，并忌暴食暴饮。
- 避免喝汽水、可乐、啤酒等碳酸性饮料，如要饮用不宜大口豪饮,改用吸管小口啜饮为佳。

● 吃东西要细嚼慢咽,勿狼吞虎咽,少喝热烫的汤及吃饭少说话,以减少吞入过多空气。

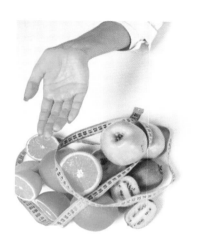
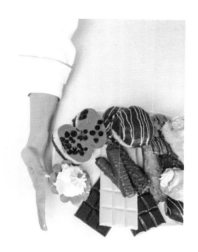

第 **4** 部分

营养师教你怎样 DIY
健康享 "瘦" 美食？

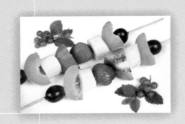

平日在家（特别是抗疫时期），很多人都难免会烦恼如何准备餐点给自己与家人、烦恼自制美食的水平有限。

本部分内容是营养师提供的简单又营养的菜谱，举例介绍如何DIY。希望大家在轻松备餐的同时享受健康与美味!

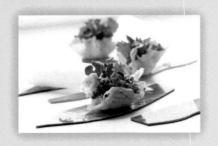

黑豆沙拉

　　作为优质植物蛋白食品来源之一，豆类食物含有完整的营养素，包括碳水化合物、蛋白质以及丰富的纤维。无论是健康饮食或是糖尿病患者都非常适合食用任何豆类。不过除了黄豆以外，大多的亚洲料理都是做成甜食，不适合于所有人。这道黑豆沙拉含有很丰富的蛋白质和纤维，是可以在炎热的夏天作为主菜的一道沙拉。

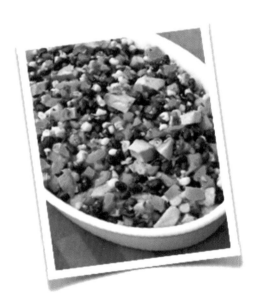

材料（8人份）

- 2罐黑豆。

- 1罐玉米。

- 2个红椒,切丁。

- 2瓣大蒜,切碎。

- 2汤匙青葱,切碎。

- 2茶匙盐。

- 1/4茶匙辣椒粉。

- 2汤匙糖。

- 9汤匙橄榄油。

- 1茶匙新鲜青柠皮,磨碎。

- 6汤匙新鲜青柠汁。

- 1/2杯香菜,切碎。

做法

除了牛油果以外,将所有材料放进大碗内搅和均匀,密封好后放到冰箱内数小时或隔夜。吃之前将牛油果切丁摆盘,撒上香菜装饰即可。

营养成分表 每份: 1/2杯		
卡路里	碳水化合物	膳食纤维
324千卡	27克	9克
脂肪		胆固醇
23克		0毫克
钠	蛋白质	
236毫克	7克	

红薯藜麦沙拉

作为近几年的热门食品，藜麦口感不仅松软，还有一点炭烧的香味。藜麦营养丰富、含有完全蛋白，也适于很多种烹饪方式，对素食者尤其有价值。这道红薯藜麦沙拉颜色鲜艳而且开胃，是道适合夏天的好菜。

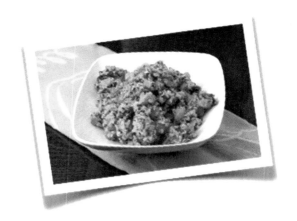

材料（6人份）

- 1杯藜麦（生）。

- 1/2个红薯。

- 1个红椒，切丁。

- 3汤匙小青葱。

- 1杯黑橄榄。

- 1个牛油果。

- 1/4杯橄榄油。
- 2汤匙新鲜青柠汁。
- 1/4茶匙辣椒粉。
- 1/4杯香菜。
- 1/2杯小番茄。
- 1/2茶匙盐和胡椒。

做法

将一杯生藜麦和两杯水放入锅内煮开,加一点盐。水滚后转小火,偶尔搅拌至藜麦煮软为止。同时准备红薯:将切丁的红薯放入滚水内煮大约15分钟到软,将水沥干置凉。将煮好的红薯、藜麦、红椒、青葱、黑橄榄、牛油果及香菜全部放入容器内搅拌。将橄榄油、青柠汁以及辣椒粉混在一起后把混合的酱汁倒入藜麦沙拉内拌匀。加入盐与胡椒调味,最后用小番茄与香菜装饰。

营养成分表 每份:1/2杯		
卡路里	碳水化合物	膳食纤维
302千卡	31克	7克
脂肪	钙	胆固醇
18克	65毫克	0毫克
钠	钾	蛋白质
363毫克	500毫克	6克

金瓜甜汤

南瓜也称为金瓜，是一种营养丰富的蔬菜。它富含维生素A、维生素C、铁和纤维。它可以作为一个淀粉类蔬菜或作为甜点。这个食谱中所使用的香料也有各自的益处。肉桂可以帮助降低2型糖尿病的血糖水平。鼠尾草可有助于提高记忆力。生姜有众所

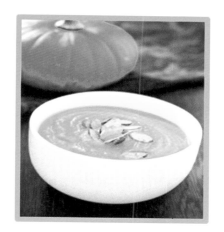

周知的抗炎作用。肉豆蔻有助于改善睡眠和消化不良，而丁香能增强免疫系统。我们用豆浆替代牛奶或鸡汤，使得这汤适用素食者，同时提供更多的蛋白质和较少的脂肪。这个甜品容易做，营养丰富，非常适合一家大小享用！

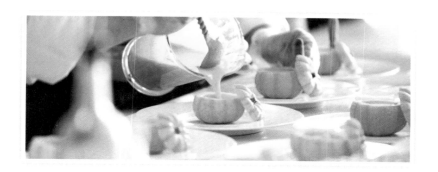

做法

材	料	营养成分表	
4人份		卡路里	161千卡
鼠尾草粉	2茶匙	碳水化合物	27克
姜粉	3/4茶匙	蛋白质	8克
肉豆蔻粉	3/4茶匙	脂肪	4克
肉桂粉	3/4茶匙	纤维	7克
丁香粉	3/4茶匙	维生素A	113 %DV*
黑胡椒	3/4茶匙	维生素C	13 %DV*
海盐	3/4茶匙	胆固醇	0毫克
香草精	2茶匙	钠	511毫克
红糖	4茶匙	钙	298毫克
南瓜	600克		
豆浆	560毫升		

*DV: daily value，每日摄入量建议。

南瓜在锅中用中火加热，慢慢拌入香草豆浆，直到均匀混合。添加鼠尾草、生姜、豆蔻、肉桂、丁香、黑胡椒和海盐加热至沸腾，经常搅拌。最后加入香草精和红糖。

藜麦松子红莓沙拉

藜麦是这几年来非常热门的食品，它吃起来有点松软、脆脆

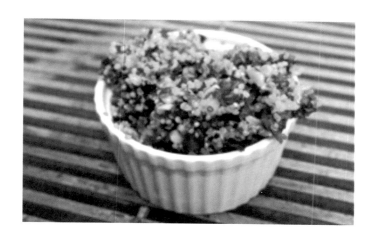

的、还有一点炭烧的味道。藜麦营养丰富、含有完全蛋白，也适于很多种烹饪方式，对素食者尤其有价值。这道藜麦松子红莓沙拉营养价值丰富颜值高，当作主菜或是配菜都很合适。

材料（6人份）

- 2 杯低钠鸡汤。
- 1 杯藜麦。
- 1/2 杯小红莓果干。
- 3 汤匙烤过的松果。
- 1 茶匙干欧芹叶。
- 2 汤匙意大利香醋。
- 1/2 茶匙法式芥末酱。
- 1 瓣大蒜，剁碎。
- 3 汤匙橄榄油。
- 1/4 茶匙黑胡椒。

做法

（1）鸡汤滚开后加入藜麦,转小火煮15分钟。

（2）锅内加入小红莓果干,盖锅后煮5分钟。

（3）熄火后静置5分钟,再用叉子挑松。

（4）将酱料拌匀。

（5）将酱料加入藜麦内拌匀,最后加入烤过的松果及芹菜即可食用,冷热皆可。

营养成分表 每份：1/2杯		
卡路里	碳水化合物	膳食纤维
245千卡	31克	3克
脂肪	饱和脂肪	胆固醇
12克	1.4克	0毫克
钠	钾	蛋白质
190毫克	255毫克	6克

毛豆鸡肉沙拉

毛豆是亚太地区常常见到的食材,同时也具有极高的营养价值：低热量、高质量植物蛋白质,还有丰富的纤维以及维生素。除

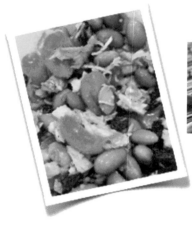
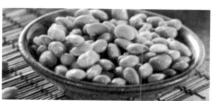

直接食用之外,毛豆也可以入菜,这道极其简单的毛豆鸡肉沙拉可以成为主菜。它鲜艳的颜色、丰富与酸酸甜甜的口感也会很受小朋友的欢迎。素食者做这道菜时可以去除鸡肉,享受毛豆提供的大量蛋白质。

材料(4人份)

- 1杯毛豆仁。
- 1杯小番茄,切半。
- 1杯胡萝卜,切细丝。
- 1罐鸡胸肉,沥干。
- 1/2杯葡萄干。
- 1/4杯意大利香醋沙拉酱。

做法

毛豆解冻后与剩下所有材料放入碗内,搅拌均匀后即可食用。

营养成分表 每份：1杯		
卡路里	碳水化合物	膳食纤维
295千卡	14克	4克
脂肪	胆固醇	蛋白质
14克	21毫克	19克
钠	钾	
96毫克	255毫克	

奶油瓜浓汤

奶油瓜是一种美国常见的蔬菜（也可用南瓜代替），它含有丰富的维生素以及抗氧化剂。这道汤富含高纤维。除了常见的水、鸡汤或是牛奶，使用豆浆做出来的奶油瓜汤蛋白质含量更高。这

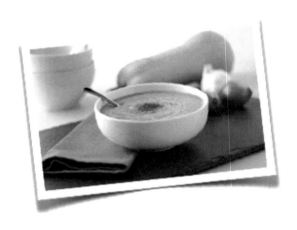

是一道简单、高营养尤其受老人及小孩欢迎的汤品！

材料（6人份）

- 2汤匙橄榄油。
- 1根胡萝卜，切碎。
- 1条西芹，切碎。
- 1颗洋葱，切碎。
- 4杯奶油瓜，切丁。
- 1茶匙麝香草。
- 4杯原味豆浆。
- 1/2茶匙海盐。
- 1/2茶匙黑胡椒。

做法

汤锅里热油后加入胡萝卜、西洋芹及洋葱。数分钟后蔬菜开始变软，洋葱也开始变透明。搅拌入奶油瓜丁、麝香草、豆浆、盐及黑胡椒。待汤煮开后转至小火煮30分钟直到奶油瓜变软。用搅拌器将所有材料打成泥，或是待汤凉下来后倒入果汁机内打碎，完成。

营养成分表 每份：1/2杯		
卡路里	碳水化合物	膳食纤维
161千卡	19克	3克

营养成分表 每份：1/2 杯		
脂肪	胆固醇	蛋白质
7克	0毫克	6克
钠	钾	
96毫克	255毫克	
维生素A	维生素C	
240% DV	36% DV	

清新杏仁酱全麦面

　　与所有坚果一样，杏仁的营养价值丰富。杏仁酱与花生酱有类似的营养成分，可是比较不甜也含有稍高的维生素E及其他

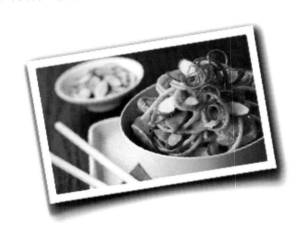

的矿物质。杏仁酱除了可以涂在面包或水果上食用，也可以作成主食，提供必需的蛋白质。杏仁可以降低胆固醇，全麦面以及其他蔬菜则提供较高的纤维含量，无疑让这道杏仁酱面成为健康的好菜。

材料（6人份）

- 1/4杯切片杏仁。
- 350克全麦意大利面。
- 1/2颗西兰花。
- 2杯雪豆。
- 1/2杯红椒，切小片。
- 1/2杯杏仁奶油。
- 1/4杯低盐酱油。
- 3汤匙新鲜青柠汁。
- 2汤匙红糖。
- 1汤匙辣椒酱。
- 1根小葱。

做法

将一锅水煮开，同时将切片杏仁在平底锅内加热约3分钟直到表面焦黄。然后将全麦面撒入滚水内，按照包装上指示煮面。在面煮好的3分钟前加入花椰菜；一分钟前加入雪豆及红椒一起煮。煮面的同时可以准备酱料：将杏仁奶油、酱油、青柠汁、红糖以及辣椒酱一起放入3大匙的滚水内（用煮面的水）打匀。面煮好后撒入酱汁,再撒上杏仁片及葱花即可。

营养成分表 每份: 1/2杯		
卡路里	碳水化合物	膳食纤维
410千卡	60克	17克
脂肪	钙	胆固醇
16克	135毫克	85毫克
钠	钾	蛋白质
460毫克	626毫克	15克

瘦身花椰菜烧饭

花椰菜是家常菜肴,其营养价值高,富含膳食纤维,维生素C,钾和叶酸,又有防癌美誉。这道创意炒饭用切碎至米粒大小的椰菜花取代米饭,口感丰富又饱肚,相比传统炒饭的热量和碳水化合物更低,特别适合需要控制体重和血糖的人士,可当作主食或沙拉。但容易胃胀气的人士不宜食用过量。

材料(8人份)

- 3汤匙植物油。
- 1杯青豆和胡萝卜粒。
- 1千克花椰菜头。
- 2汤匙酱油。

- 3瓣大蒜, 剁碎。
- 1杯葱, 分开葱白。
- 1汤匙姜蓉。
- 1茶匙麻油。
- 1茶匙糖。
- 1茶匙米醋。
- 1/4茶匙红辣椒片。
- 1个鸡蛋。

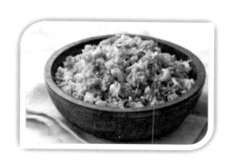

做法

（1）把切成小块的椰菜花放入食物搅拌器中打成米粒般大小, 切勿搅打过头成糊, 备用。

（2）用中火炒起鸡蛋至微熟, 盛起待用。

（3）用中火炒香姜、葱白、蒜。下椰菜花、酱油、红辣椒片和糖, 炒2～3分钟。再加入青豆和红萝卜粒, 炒至椰菜花软身熟透。

（4）鸡蛋回锅, 下米醋、麻油、青葱, 炒匀即成。可随意加入核桃、花生。

营养成分表 每份: 1杯		
	花椰菜烧饭	普通炒饭
卡路里	95千卡	228千卡
总脂肪	8克	13克
饱和脂肪	1克	3克

营养成分表 每份：1杯		
碳水化合物	6.6克	43克
蛋白质	4克	7克
膳食纤维	3克	1克
钠	266毫克	554毫克

薏仁沙拉

　　薏仁是大家日常生活中熟知的食材。它们形状大颗，水煮起来会混浊，煮出来后颗粒饱满且分开。薏仁有丰富的

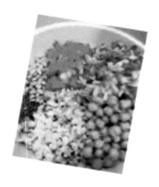

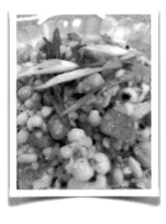

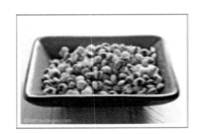

蛋白质、矿物质及维生素,比普通的五谷类营养丰富,中医学上也主张薏仁有许多疗效。薏仁口感有嚼劲、味道独特、有股淡淡的麦香味。做法上可以加入米饭当作主食,加入汤品,大家也许没想到除此之外薏仁也可以做成沙拉。

材料(4 ~ 6人份)

- 1杯薏仁。
- 2杯水。
- 1茶匙盐。
- 1/2杯鹰嘴豆。
- 1/3杯松子。
- 1颗红椒,剁碎。
- 1/8杯洋香菜,剁碎。
- 1颗大蒜,剁碎。
- 2汤匙橄榄油。
- 2汤匙柠檬汁。
- 2汤匙意大利香醋。
- 1根小青葱。

做法

薏仁煮之前泡水至少30分钟,洗净后放水和盐同煮,水滚后煮2分钟熄火倒出热水让薏仁自然凉下来。同时将松子烤出香味。将剩下的材料放入大碗内,最后加入温热的薏仁搅拌均匀。食用前加入青葱装饰。

营养成分表 每份：1/2杯		
卡路里	碳水化合物	膳食纤维
154千卡	14克	2克
脂肪	饱和脂肪	胆固醇
120克	10克	0毫克
钠	钾	蛋白质
62毫克	116毫克	3克

附　录

解析官方膳食指南

食物与人体健康有密不可分的关系,其重要性越来越受到重视,许多国家都纷纷出台了符合地域特色的居民膳食指南。联合国粮食及农业组织(FAO)与世界卫生组织(WHO)也出台了许多膳食营养与安全相关的国际标准条例,例如WHO的《成人儿童糖摄入指南》等。

一份合理的膳食计划往往不仅食材丰富、营养均衡,也应考虑到每个人的身体特点,如年龄、饮食习惯、口味喜好等,以及各地区的饮食文化,农业物资情况、烹饪手法等。本附录内容将为大家简要解读中国营养学会最新发布的《中国居民膳食指南》(2016)。

中国篇

自1989年中国营养学会发布第一版《中国居民膳食指南》以来,居民的生活水平与饮食结构在不断变化。为了更加切合当前居民的健康需要,《中国居民膳食指南》在2016年发布了最新修订版。本着"膳食平衡、吃动平衡"的原则,2016版的膳食指南更新了"中国居民平衡膳食宝塔""中国居民平衡膳食餐盘"和"中国儿童平衡膳食算盘"3种饮食应用模式,向广大居民提供了直观的膳食标准与建议。这些有科学依据的建议能针对性地预防疾病。不健康的饮食习惯增加了患上慢性疾病的风险,如肥胖、心脏疾病、高血压、2型糖尿病和某些癌症。健康饮食是我们减少疾病发作最有力的措施。

1. 中国居民平衡膳食宝塔（Chinese Food Guide Pagoda, 2016）

以2岁以上人群每日所需的营养素为标准，"中国居民平衡膳食宝塔"总结了人体所需的5大类相应食物。宝塔每层的面积大小代表每日摄入量的比例，量的计算均以烹饪前生食重量为准。

宝塔底层面积最大的为谷薯类食物——全谷物、薯类和杂豆（建议每人每天摄入250～400克）。谷薯类食物是碳水化合物的主要来源，而碳水化合物是身体最直接的能量提供者（占每天总能量的50%～60%）。此外，谷薯类食物提供丰富的膳食纤维与多种微量营养素。因此，2岁以上人群应尽可能多用全谷物食物代替精细加工后的谷物，以保证膳食纤维及营养素的摄入量。

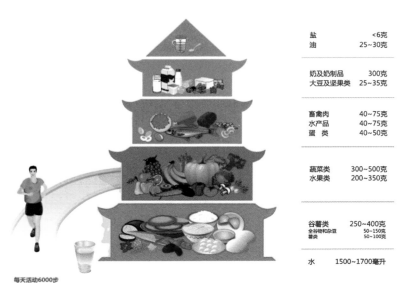

盐	<6克
油	25~30克
奶及奶制品	300克
大豆及坚果类	25~35克
畜禽肉	40~75克
水产品	40~75克
蛋 类	40~50克
蔬菜类	300~500克
水果类	200~350克
谷薯类	250~400克
全谷物和杂豆	50~150克
薯类	50~100克
水	1500~1700毫升

每天活动6000步

宝塔的第二层为蔬菜与水果,建议每人每天的蔬菜摄入量为300 ～ 500克,水果摄入量为200 ～ 350克。蔬菜与水果为人体提供丰富的膳食纤维、维生素及微量营养素。条件允许的情况下,不建议用纯果汁代替新鲜水果,不建议用水果代替蔬菜摄入量。由于水果中的含糖量普遍较高,用水果代替蔬菜或过量地摄入水果会有总体的糖分摄入量增加,引起肥胖的风险。

　　宝塔的第三层为禽肉、水产、蛋类动物性食物。动物性食物是人体每日所需的蛋白质与脂肪的主要来源。

　　宝塔的第四层为乳制品、大豆和坚果类食物。

　　宝塔的顶层为烹饪用油和盐,每日的建议摄入量最少。

2. 中国居民平衡膳食餐盘(Food Guide Plate, 2016)

　　“平衡膳食餐盘”也可看作是“平衡膳食宝塔”简化后的日常每餐执行版,分为4个食物种类与乳制品,按照每人每日能量需求约1 600 ～ 2 400千卡计算。

　　因为蔬菜类含水量高,重量较重,所以建议蔬菜类的摄入量占食物总重量的34% ～ 36%(300 ～ 500克,每餐100 ～ 160克);谷薯类占26% ～ 28%(250 ～ 400克,每餐80 ～ 130克);水果类占20% ～ 25%(200 ～ 350克,每餐60 ～ 120克);提供蛋白质的鱼肉蛋豆类占13% ～ 17%(120 ～ 200

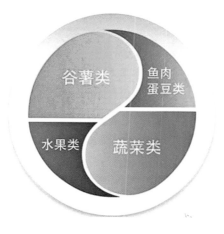

克,每餐40～60克);建议的乳制品摄入则为每日300克(一杯)。其中,谷薯类食物摄入建议至少50%为全谷物。

与其他国家的官方膳食指南比较,中国居民平衡膳食餐盘和美国农业部(USDA)发布的"我的餐盘"(MyPlate)大同小异。美国农业部的"我的餐盘"也包括乳制品与4个食物种类——蔬菜类、水果类、谷物类和蛋白质类。美国版"我的餐盘"详情可参考:https://www.choosemyplate.gov/eathealthy/WhatIsMyPlate。

3. 中国儿童平衡膳食算盘(Food Guide Abacus, 2016)

为了更直观有效地把握儿童每日的膳食计划,中国营养学会还推出了"儿童平衡膳食算盘"。以"中国居民平衡膳食宝塔"为基础,"儿童平衡膳食算盘"根据儿童特定的营养需求稍做修改,将每日所需食物分为6大类,用不同颜色的算珠表示。最底层的橙色代表谷薯类食物,第二层绿色代表蔬菜,第三层蓝色代表水果,第四层紫色代表禽肉水产蛋类动物性食物,第五层黄色代表豆类坚果和乳制品,最顶层的红色代表少量的油盐调味品。

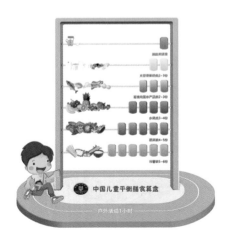

每种颜色算珠的数量代表该类食物的摄入量,一块算珠代表一份。据2016版《中国居民膳食指南》,食物烹饪前的标准分量可参考如下:谷类50～60克/份;薯类80～100克/份;蔬菜类水果类100克/份;瘦肉

40 ～ 50克/份；肥瘦肉20 ～ 25克/份；水产类40 ～ 50克/份；蛋类40 ～ 50克/份；大豆类20 ～ 25克/份；坚果类10克/份；水和奶类饮品200 ～ 250毫升/份。

根据儿童年龄的大小，食物分量的大小会有所不同。建议家长们适度调整，但保证各食物的摄入比例应与算珠数量相呼应。

除以上平衡膳食模版外，中国营养学会还发布了很多实用的营养参考资料，例如《中国居民膳食营养素参考摄入量（2013版）》等。详情可登录中国营养学会官网Chinese Nutrition Society https://www.cnsoc.org/进行查询。

注册营养师的建议

综上所述，注册营养师对这几份膳食指南建议如下：

1. 建议吃更多的

- 蔬菜：包括深绿色、红色和橙色，鲜豆类（蚕豆、豌豆），根茎类及其他。

- 水果（整个新鲜水果）。

- 谷物：其中至少一半是全谷物。

- 无脂或低脂奶制品：包括牛奶、酸奶、奶酪或强化豆奶饮料。

- 各种蛋白质的食物：包括海鲜、瘦肉和家禽、蛋类、大豆、豆制品、坚果和种子。

- 油：包括那些来自植物的油菜籽、玉米、橄榄、花生、红花、大豆、向日葵（油也天然存在于坚果、种子、海鲜、橄榄和牛油果中）。

2. 建议适当限制的

- 从添加糖中摄取的热量应小于你每天的热量的10%。
- 从饱和脂肪中摄取的热量应小于你每天的热量的10%。
- 每一天摄取少于2 300毫克的钠。
- 如果喝酒,应适量饮用:女性每天最多喝一杯酒,男性每天最多两杯。

3. 走向健康的实用小贴士

- 重新考虑饮品:用水代替含糖饮料,如汽水、柠檬水、甜茶和果汁饮料。水能让你补充水分的同时不用添加糖。
- 钠天然存在于我们的食物中,我们并不需要将它添加到食物中。加工食品通常有过多的钠。选择天然、新鲜的食物,将有助于满足钠盐的摄入限制。
- 学习查看营养标签上的钠含量。您会很快了解罐头汤、速冻食品、调味汁和加工肉类产品含有过量的钠。如果你每天依赖于这些高钠食品,你是不可能摄取少于2 300毫克的钠。
- 限制食用快餐和餐厅的高钠饭菜。相反,当你在家里准备饭菜,你可以控制食物的钠含量。尝试用无盐调味品。
- 为了减少您的饱和脂肪(通常在室温下为固体)的摄取量,限制奶油、全脂牛奶、非瘦肉和热带植物油如椰子和棕榈油的摄入量。
- 成人每星期至少应做150分钟中等强度的体力活动,并至少一个星期两次进行肌肉力量练习。

解读中外食品营养标签

中国篇

2011年,中国卫生健康委员会发布了《预包装食品营养标签通则》(GB 28050—2011),让消费者对食品的营养成分有详细的了解。我国的营养成分表采取的是"1+4"模式:能量+四大核心营养素(蛋白质、脂肪、碳水化合物、钠)。此外,根据不同食品的特点,商家也可选择性地添加一些营养素成分,如钙、铁、维生素等。下表为一份模拟的营养成分表,包含了我国营养成分的大致内容项目。该表中项目对应的营养素参考值为占每日建议该项摄入量的比例,例如:表中3.2克的脂肪占每日建议的总脂肪摄入量的5%;14.1克碳水化合物占每日建议的总碳水化合物的5%。

营养成分表

项　　目	每100克	营养素参考值/%
能量	400千焦	6
蛋白质	2.8克	4
脂肪	3.2克	5
碳水化合物	14.1克	5
钠	65毫克	3
钙	80毫克	10

具体注意内容

1. 食品份量（每100克或100毫升）

食品份量标于成分表的最顶部，是一个很重要的营养信息，因为标签上所列出的营养含量都是基于这指标量来计算的。我国生产的食品营养成分表上的食品分量大多为100克或100毫升。通过每个食物的净含量，可大致估算出其100克或100毫升的摄入量。

2. 能量（千焦耳）

能量位于营养成分表项目第一项，代表每分食物可提供给人体的能量，以千焦耳为单位表示。成年人平均每日的能量摄入为1 600～2 400千卡，约合6 695～10 040千焦（1千卡=4.184千焦耳）。

3. 蛋白质（protein）

位于营养成分表项目第二项，以克为单位表示食物中总蛋白质的重量。

4. 脂肪（fat）

位于营养成分表项目第三项，以克为单位表示食物中总脂肪的重量。

5. 碳水化合物（carbohydrates）

碳水化合物是最大的能量提供者，并与蛋白质和脂肪一起称为三大产能营养素。营养成分表中等蛋白质以克为单位，表示食物中总碳水化合物重量，对糖尿病患者具参考价值。

6. 钠（sodium）

当前很多加工食品钠含量容易偏高。因此严格表明每分食物中的钠含量对健康很有帮助。

7. 营养素参考值（NRV%）

营养素参考值在营养成分表上简写为NRV。加上百分比号后NRV%含义为100克食品中，该对应的营养素含量在营养素每日摄入量的比例。例如，表中每100克的能量含量占每天总能量摄入的6%。

国际篇

随着接触到进口食品的机会越来越多，有效解读英文版的食品成分表可以让我们在享受多样化美味的同时，与健康携手并进。以下内容帮大家了解以美国为例的英文版营养成分表。美国现行的食品营养标签更新于2018年，更新后的食品营养标签适用于当地生产的以及进口美国的食品，可以令消费者更清楚的选择健康的食物。

美国营养标签的内容

1. Serving Size（食品份量）

食品份量的字体变得更大并且加粗，消费者可以更清楚的注意到这项营养信息。与中国食品营养成分表不同，美国不同食品营养标签上的分量都会有所差异。这里的食品分量是根据普通人大概一次所摄入该食物的多少而估计的。例如一份冰激凌的一般的食品分量为2/3杯，而饮料则一般直接用一整瓶计算。

2. Calories（卡路里）

食品标签中的卡路里也用了粗体字，而且是整个食品标签中最大的字。卡路里反映了食物所供给我们的热量和能量，但是高热量的食物不代表是高营养的食物。这里特别需要注意能量单位的变化,卡路里不等同于中国营养成分表的千焦耳。

3. Total Fat(总脂肪)

总脂肪含量,包括下面列出的反式脂肪(trans fat)和饱和脂肪(Saturated Fat)。因为新的科学研究结果表明,了解脂肪分类比知道脂肪总量更为重要。

4. Added Sugar(添加糖)

添加糖的含量需要以克为单位显示,同时列出在了其每日营养摄入量的百分比。这让消费者更清楚地知道食物中天然糖与添加糖的分量。美国食品药品监督管理局(The Food and Drug Administration, FDA)研究指出,如果我们身体摄入的添加糖量超过日需卡路里的10%,会让身体难以达到其他每日营养需求。美国心脏协会建议,每天添加糖的限量为男性不超过9茶匙(38克),女性为6茶匙(25克)。在新的营养标签中,添加糖的含量不仅要求以克为单位显示,而且要列出每日值的百分比。这让消费者更清楚地知道食物中天然糖与添加糖的含量。

5. 营养素清单

维生素D和钾含量是新加入标签中的,以每日营养摄入量百分比显示。反之维生素A和维生素C则不需要列在标签上。这是因为维生素D和钾缺乏症越来越普遍,而维生素A和维生素C缺乏症却越来越少。

6. 脚注

在营养标签的末端,修改了脚注的部分,以便于能更清楚地解释每日营养摄入量百分比的概念。

营养成分（Nutrition Facts）

每包含一份（About 1 servings per container）

每份份量（Serving size） 3块（34 g）

	每包（Per container）	
能量（Calories）		**500**
	每日营养价值（百分含量）	
总脂肪（Total Fat）	53 g	68%
饱和脂肪（Saturated Fat）	32 g	160%
反式脂肪（*Trans* Fat）	0 g	
胆固醇（Cholesterol）	<5 mg	2%
钠（Sodium）	5 mg	0%
总碳水化合物（Total Carb）	27 g	10%
食用纤维（Dietary Fiber）	12 g	43%
总糖分（Total Sugars）	5 g	
添加糖（Added sugars）	4 g	8%
蛋白质（Protein）	8 g	
维生素 D（Vitamin D）	0 mcg	0%
钙（Calcium）	80 mg	4%
铁（Iron）	4.2 mg	25%
钾（Potassium）	710 mg	15%

中国与美国可口可乐营养标签对比示例：

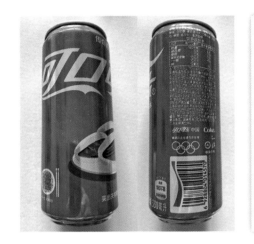

中国可口可乐营养标签：

（总容量330毫升）每100毫升热量为180千焦，蛋白质0克，脂肪0克，碳水化合物10.6克（糖10.6克），钠12克

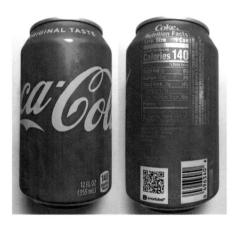

美国可口可乐营养标签：

每罐可乐热量140千卡，总脂肪0克，钠45毫克，总碳水化合物39克（添加糖39克），蛋白质0克

注册营养师——食物营养与人体健康的双向翻译官

在食物资源丰富、饮食形式多样、信息量铺天盖地的今天，如何选择适合自己身体健康的食物变得颇具挑战性。幸运的是，包括中国在内的世界多个国家和地区都设立了严格的注册营养师机制，以专业严谨的学术态度帮助不同的个人与团体。因此，注册营养师可比作连接食物营养与人体健康的双向翻译官：能解读最新科研成果，将食品营养的科学知识翻译到日常生活中；同时也能将生活中面临的营养健康问题反馈给科学研究，进行更深入的科学探索。

本附录内容将带大家了解中国注册营养师机制，并以与其相近的美国注册营养师机制进行对比。

中国注册营养师（Chinese Registered Dietitian, CRD）

中国营养学会始创于1945年，从2015年开始正式启动注册营养师试点工作，并于2017年12月在北京颁发了中国首批注册营养师资格证书。目前中国营养学会官方认证的注册营养师分为两个级别：注册营养师与注册营养技师。中国注册营养师的官方标签如右图。

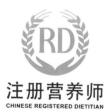

考核要求

注册营养师（Registered Dietitian, RD）：具体指有膳食营养学专业知识储备和技能的从业人员，能有效运用营养科学知识，独立帮助不同人群（包括日常膳食管理指导、医学营养治疗、食品知识咨询等相关工作）。

申请注册营养师资格证考试的考生须符合以下条件：

- 完成营养师设置课程学习并获得相应学分的注册营养师课程教学基地本校应届毕业生。
- 具有营养及相关专业本科学历，在注册营养师课程教学基地完成营养师设置课程学习并获得相应学分，且在注册营养师实践教学基地完成实践学习者。
- 具有营养及相关专业本科及以上学历，满足营养师设置课程并获得相应学分，并从事营养及相关工作满1年。
- 具有本科及以上学历和学位，已从事营养及营养相关工作满五年及以上者（截止到2020年6月30日）；未满五年，需提交在校期间成绩单或注册营养师课程教学基地补修学分成绩单，待审核。

通过考试后点注册营养师证书如右图。扫描证书左下方的二维码还可以能查到该证书的系统备案，验证注册营养师证书真实性及有效性。

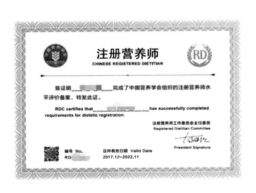

工作内容

注册营养师的具体作用包括但不限于：

- 把营养科学理论变成实用的饮食建议去配合生活。
- 临床营养及营养诊疗技术，常见营养相关疾病的诊疗标准和技术。
- 公共卫生和营养健康管理。
- 营养相关写作、信息技术、服务手段、新工具、应用技术等。
- 营养学、与营养从业相关的多学科研究进展。
- 国内外营养学领域的新理论、新知识、新技术和新方法。
- 根据个人营养需要，身体检查报告，生活以及饮食习惯做评估与分析，从而提出量身定造的饮食建议。
- 从膳食角度出发，帮助你提升运动表现。无论是参加马拉松还是滑雪或慢跑，注册营养师可以帮助你设定目标，并帮助你达到理想的效果。
- 在帮助建立正面的生活习惯、预防糖尿病和其他慢性疾病方面，营养师有着重要的指引作用。

本着"严要求、高标准、年度限额、与国际接轨"的原则，中国营养学会对注册营养师与注册营养技师的考核严谨。因此，在寻求专业膳食营养辅导时，请认准从业人员是官方认证的注册营养师。

美国注册营养师（Registered Dietitian Nutritionist, RDN）

美国营养学会成立于1917年，在第一次世界大战期间致力于帮助政府保存食物和改善公共卫生。1969年6月1日，全国性专业注册营养师考核系统正式拟定，并于1970年1进行了第一次全国注册营养师考试与资格认证。

另外，美国的每年3月定为全国营养月（National Nutrition

Month），而每年三月的第二个星期一是注册营养师日（Registered Dietitian Day）。美国的注册营养师考核制度也非常严谨，与中国大同小异。

考核要求

注册营养师（Registered Dietitian Nutritionist, RDN）：于2013年改革（原本科学历要求改为硕士研究生学历），并将于2024年1月全面实施的美国注册营养师资格考核的要求，具体如下。

- 在美国营养教育认证机构（Accreditation Council for Education in Nutrition and Dietetics, ACEND）认证的大学完成营养相关专业硕士研究生或以上学业。
- 修完注册营养师设置课程并获得相应学分。

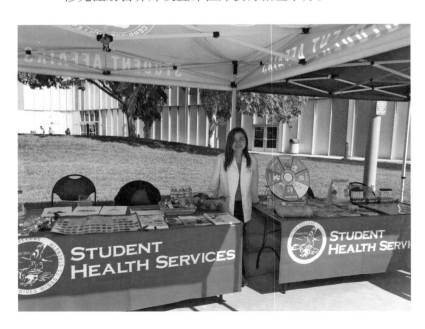

- 在医学临床、社区营养教育及食品专业等领域完成1 200小时的营养实践工作。
- 满足以上2点要求的考生可申请由美国营养注册委员会（Commission on Dietetic Registration, CDR）举行的注册营养师全国统一考试。

工作内容

在美国,注册营养师的工作范畴包括但不限于以下领域:

- 在医院或医疗机构,帮助指导患者膳食,提供医学饮食治疗（medical nutrition therapy）。
- 若你有高胆固醇、高血压、高血糖或者肥胖体重问题,需要接受医学饮食治疗,营养师也会为你编制特定的个人餐单。
- 在学校、社区及老年公寓对学生和相关群众进行营养教育。
- 若社区的肥胖人口较高,注册营养师会与政府、学校和地方领导人共同创立合适的计划,以宣传健康的饮食习惯和身体健康计划。
- 在运动队进行运动员的营养指导、配餐工作。
- 在食品工业和私人营养咨询公司从事营养咨询工作。
- 在学校及研究所从事医学营养研究及教育。

参考文献

［1］中国营养学会.中国居民膳食指南（2016）［M］.北京：人民卫生出版社,2016.

［2］U.S. Department of Health and Human Services and U.S. Department of Agriculture. 2015−2020 Dietary guidelines for Americans: 8th edition［R/OL］.（2015−12−10）［2019−08−01］http://health.gov/dietaryguidelines/2015/guidelines/.

［3］中国乳制品工业协会.乳制品企业生产技术管理规则［Z/OL］.（2003−05−06）［2019−08−01］.https://mip.tech-food.com/kndata/detail/k0030728.htm.

［4］陈艳.牛奶巴氏杀菌加热系统的建立与应用［C］.武汉：领导科学论坛,2016.

［5］MCRORIE J W Jr. Evidence-based approach to fiber supplements and clinically meaningful health benefits, Part 1: What to look for and how to recommend an effective fiber therapy［J］. Nutrition today, 2015, 50(2): 82−89.

［6］SHIN J Y, Xun P, NAKAMURA Y, et al. Egg consumption in relation to risk of cardiovascular disease and diabetes: a systematic review and meta-analysis［J］. The American journal of clinical nutrition, 2013, 98(1): 146−159.

［7］RENÉ RIZZOLI. Dairy products, yogurts, and bone health［J］. The American journal of clinical nutrition, 2014, 99(5): 1256S−1262S.

［8］MOZAFFARIAN D, KATAN M B, Ascherio A, et al. Trans fatty acids and cardiovascular disease［J］. N Engl J Med, 2006, 354(15): 1601−1613.

营养师帮你「挑」食

[9] DARANDAKUMBURA H D K, WIJESINGHE D G N G1* and PRASANTHA B D R. Effect of processing conditions and cooking methods on resistant starch, dietary fiber and glycemic index of rice [J]. Tropical agricultural research, 2013, 24(2): 163-174.

[10] ST-ONGE MP, MIKIC A, PIETROLUNGO CE. Effects of diet on sleep quality [J]. Advances in nutrition, 2016, 7(5): 938-949.

[11] OWEN N, HEALY G N, MATTHEWS C E, et al. Too much sitting: the population health science of sedentary behavior [J]. Exercise and sport sciences reviews, 2010, 38(3): 105-113.

[12] BISWAS A, OH P, FAULKNER G, BAJAJ R. et al. Sedentary time and its association with risk for disease incidence, mortality, and hospitalization in adults: a systematic review and meta-analysis [J]. Annals of internal medicine, 2015, 162(2): 123-132.

[13] MORRIS M C, TANGNEY C C, WANG Y, et al. MIND diet slows cognitive decline with aging [J]. Alzheimer's & dementia: the journal of the Alzheimer's Association, 2015, 11(9): 1015-1022.

[14] CHLEBOWSKI R, BLACKBURN G, THOMSON C, et al. Dietary fat reduction and breast cancer outcome: interim efficacy results from the women's intervention nutrition study [J]. JNCI: Journal of the national cancer institute, 2006, 98 (24, 20): 1767-1776.

[15] CHEN S, WANG Z, HUANG Y, et al. Ginseng and anticancer drug combination to improve cancer chemotherapy: a critical review [J]. Evidence-based complementary and alternative medicine: eCAM, 2014, 168940.

[16] WU D, LEWIS E D, PAE M. et al. Nutritional modulation of immune function: analysis of evidence, mechanisms, and clinical relevance [J]. Frontiers in immunology, 2019, 9: 3160.

[17] THOMAS L D K, ELINDER C, TISELIUS H, et al. Ascorbic acid supplements and kidney stone incidence among men: a prospective study [J]. JAMA Intern Med, 2013, 173(5): 386-388.

[18] GUGGENHEIM A G, WRIGHT K M, ZWICKEY H L. Immune

modulation from five major mushrooms: application to integrative oncology［J］. Integr Med (Encinitas). 2014, 13(1): 32−44.

［19］MASHHADI N S, GHIASVAND R, ASKARI G, et al. Anti-oxidative and anti-inflammatory effects of ginger in health and physical activity: review of current evidence［J］. Int J Prev Med. 2013, 4(Suppl 1): S36−S42.

公共教育网站

［1］中国营养学会官网 https://www.cnsoc.org/

［2］中国注册营养师官网 http://www.crdietitian.org/

［3］美国营养学会（Academy of Nutrition and Dietetics, AND）https://www.eatrightpro.org/

［4］FDA supplement guidelines: https://www.fda.gov/consumers/consumer-updates/beware-products-promising-miracle-weight-loss

［5］美国疾病防治中心（Centers for Disease Control, CDC）

［6］WHO https://www.who.int/

［7］International Diabetes Federation https://idf.org/

［8］American Institute for Cancer Research https://www.aicr.org/

［9］American Heart Association https://www.heart.org/en/healthy-living/healthy-eating/eat-smart/sugar/added-sugars

［10］香港防癌会 Hong Kong Cancer institute https://www.hkacs.org.hk/en/?gclid=EAIaIQobChMI6KbQk_yy6gIVIwnnCh3mCQvkEAAYASAAEgJeifD_BwE

［11］美国加州大学伯克利分校健康网 Berkeley wellness https://www.berkeleywellness.com/

［12］哈佛大学医学院网站 https://www.nealth.harvard.edu/

［13］美国糖尿病协会 https://www.diabetes.org/

［14］加拿大糖尿病协会 https://www.diabetes.ca